Jo Nijs

Centrale sensitisatiepijn in de klinische praktijk

Jo Nijs

Centrale sensitisatiepijn in de klinische praktijk

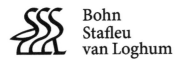

Bohn
Stafleu
van Loghum

Houten 2016

ISBN 978-90-368-0924-5   ISBN 978-90-368-0925-2 (eBook)
DOI 10.1007/978-90-368-0925-2

NUR 890
Basisontwerp omslag: Studio Bassa, Culemborg
Automatische opmaak: Crest Premedia Solutions (P) Ltd., Pune, India

Bohn Stafleu van Loghum
Het Spoor 2
Postbus 246
3990 GA Houten

www.bsl.nl

Voorwoord

In parallel with the rapid expansion of the scientific knowledge and understanding of pain processing mechanisms has been physiotherapy interest in these phenomena. It has almost been an epiphany for physiotherapists treating musculoskeletal pain conditions - that underlying pain processes could potentially explain the reason for poor health outcomes and lack of treatment response in a significant proportion of their patients, particularly those with an already chronic condition.

But with increased knowledge comes the clinical physiotherapist's dilemma – how can this new scientific understanding be translated into clinical practice? How should these factors be assessed and what are the implications for treatment change?

Centrale sensitisatiepijn in de klinische praktijk authored by Prof Dr Jo Nijs provides a solution to this problem. The book commences with a chapter explaining the physiology of pain and chronic pain including central sensitization. Next the readers are informed about how clinicians can differentiate between a predominant nociceptive, neuropathic and central sensitization clinical pain presentation. These concepts are then expanded upon by demonstrating how this conceptualisation can be translated to clinical conditions including chronic low back pain and pain in cancer survivors. The book provides a case report, written in full, to illustrate the clinical reasoning process in a patient with chronic Whiplash Associated Disorder by outlining the patient's assessment and treatment taking the physiology of pain into account. The final part of the book focusses on treatment options for central sensitization pain.

If you are a physiotherapist and you see patients with chronic musculoskeletal problems then this book is an invaluable resource to understand and incorporate up to date evidence based knowledge around pain processing into practice. If you teach at any level of a physiotherapy program, this book will allow you to facilitate the translation of scientific research to students' new to concepts of clinical management. If you are a student it will help to demystify complex physiology into clinical interpretation.Centrale sensitisatiepijn in de klinische praktijk captures the wisdom of Prof Dr Nijs' extensive research in this area and its relevance to clinical physiotherapy practice. There is no doubt of the contribution it will make to clinical practice and it is hoped that an English version is on the way.

Michele Sterling, BPhty, MPhty, Grad Dip Manip Physio, FACP, PhD
Director, NHMRC Centre of Research Excellence in Road Traffic Injury
Associate Director, Recover Injury Research Centre
Professor, Menzies Health Institute, Queensland
Griffith University,Parkland, Australia

Dankwoord

De auteur dankt alle collega's van de Pain in Motion internationale onderzoeksgroep voor de inspirerende en plezierige samenwerking door de jaren heen. In het bijzonder dank aan Paul van Wilgen, Mira Meeus, Lennard Voogt, Kelly Ickmans, Anneleen Malfliet, Margot De Kooning, Sanneke Don, Amarins Wijma, Jacqui Clarck, Liesbeth Daenen, Enrique Lluch, Isabel Baert, Luc Vanderweeën, Kevin Kuppens, Marijke Leysen, Nathalie Roussel, Jessica Van Oosterwijck, Iris Coppieters en Jeroen Kregel. De ideeën en kennis weergegeven in dit boek zijn mede hun verdienste.

De auteur raakte eind jaren negentig geïnspireerd voor de rol van het centrale zenuwstelsel bij aanhoudende pijnproblemen door Rob Oostendorp, Officer in de Orde van Oranje Nassau emeritus hoogleraar van de Radboud Universiteit Nijmegen en de Vrije Universiteit Brussel, en tevens erelid van de Pain in Motion groep. Op een moment dat er in de internationale literatuur nog nauwelijks klinische studies over centrale sensitisatie beschikbaar waren, legde Rob in zijn colleges manuele therapie al de link van de oorspronkelijke dierenstudies over centrale sensitisatie (Clifford Woolf et al.) naar patiëntenzorg.

Daarnaast ontving de auteur voor zijn onderzoek naar centrale sensitisatiepijn bijzonder veel steun en inspiratie van zijn pijnpatiënten in het Universitair Ziekenhuis Brussel, alsook van vooraanstaande internationale pijnonderzoekers als Michele Sterling, Lorimer Moseley, Rob Smeets, Paul Hodges, Lieven Danneels, Barbara Cagnie, Mieke Dolphins, Adriaan Louw, Mari Lundberg, Romy Parker, Ivan Huijnen, Albère Köke, Hank Hallegraef, Stefaan Van Damme, Geert Crombez en Eva Kosek.

Een bijzonder woord van dank gaat naar Wouter Hoelen, directeur van het opleidings- en behandelinstituut De Berekuyl (Nederland), voor het motiveren en inspireren van de auteur van dit boek om de moderne pijnneurowetenschappelijke inzichten ook in te zetten voor de oncologische patiënt inclusief kankeroverlevers.

Inhoud

Bijlagen

Inleiding

J. Nijs, *Centrale sensitisatiepijn in de klinische praktijk*,
DOI 10.1007/978-90-368-0925-2_1, © 2016 Bohn Stafleu van Loghum, onderdeel van Springer Media BV

Pijn zit in het brein. De kennis over pijn is dankzij de pijnneurowetenschappen de afgelopen twintig jaar spectaculair gegroeid. Gelukkig leidt dit stapsgewijs ook tot nieuwe behandelinzichten met betrekking tot allerlei pijnproblemen, in het bijzonder op het vlak van musculoskeletale pijn, waar 'thinking beyond muscles and joints' al lang geen holle frase meer is. Ook in andere domeinen, zoals pediatrische pijn, geriatrische pijn, oncologische pijn inclusief pijn na kanker, reumatologie, orthopedie, chirurgie en langzaamaan ook in de sportwereld groeit het besef dat de pijnneurowetenschappelijke inzichten kunnen leiden tot geheel andere behandelinzichten en verbeterde behandelmethoden.

Een van de meest tot de verbeelding sprekende concepten uit de ware 'hype' over pijnneurowetenschappen is 'centrale sensitisatie', of de verhoogde prikkelbaarheid van het centraal zenuwstelsel voor allerlei prikkels. Deze vorm van neuroplasticiteit, zo zal in dit boek worden toegelicht, is adaptief in de acute fase van een letsel, maar is maladaptief wanneer pijn chronisch wordt. De interesse voor het concept centrale sensitisatie was de afgelopen jaren zo groot dat het niet alleen geleid heeft tot veel bijkomende kennis over en inzichten in chronische pijn en de behandeling daarvan, maar ook tot heel wat misvattingen. Zo wordt soms alle chronische pijn onder de noemer centrale sensitisatie gerangschikt. Dit boek leert de clinicus op gepaste wijze met centrale sensitisatie aan de slag te gaan, zowel op het vlak van diagnostiek als behandeling.

Dit boek is bedoeld om de clinicus te informeren over de nieuwste inzichten in pijn en de pijnneurowetenschappen. Omdat het geschreven is voor de clinicus, wordt de theoretische kennis door het boek heen vertaald naar klinische situaties. De vertaalslag/implementatie van de neurowetenschappelijke theorie naar de praktijk is het hoofddoel van dit boek. Die vertaalslag naar de praktijk vindt op vier niveaus plaats:

1. pijnproblemen van pijnpatiënten beter leren begrijpen;
2. klinisch redeneren bij pijnpatiënten, rekening houdend met de actuele pijnneurowetenschappelijke inzichten;
3. leren om pijnpatiënten correct te diagnosticeren volgens het dominant aanwezige pijnmechanisme (neuropathische, nociceptieve of centrale sensitisatiepijn); en
4. behandelen van pijn conform de actuele pijnneurowetenschappelijke inzichten, dit zowel vanuit een medisch (bijv. pijnmedicatie) als paramedisch perspectief (bijv. cognitieve gedragstherapie, oefentherapie, pijneducatie, stressmanagement).

Aan de hand van het boek is het mogelijk de theorie meteen te vertalen naar de individuele patiëntenzorg; oftewel hoe de pijnpatiënt kan profiteren van de steeds uitbreidende pijnneurowetenschappelijke theorie.

Wat is centrale sensitisatie en wat zijn de onderliggende mechanismen? Moderne pijnneurowetenschappen voor de klinische praktijk

Dit hoofdstuk is deels gebaseerd op: Nijs J, De Kooning M, Beckwée D, Vaes P. The neurophysiology of pain and pain modulation: Modern pain neuroscience for musculoskeletal therapists (Chap. 2 in the section 'Basic sciences'). In: Jull G, Moore A, Falla D, Lewis J, McCarthy Ch, Sterling M (eds). Grieve's modern musculoskeletal physiotherapy. Oxford, UK: Elsevier; 2015. pp. 8–18. Voor dit boek is de tekst aangepast en geactualiseerd.

J. Nijs, *Centrale sensitisatiepijn in de klinische praktijk*,
DOI 10.1007/978-90-368-0925-2_2, © 2016 Bohn Stafleu van Loghum, onderdeel van Springer Media BV

2.1   Inleiding

De pijnwetenschappen hebben de afgelopen decennia een spectaculaire evolutie doorgemaakt. Geen wonder dat u het als clinicus soms moeilijk hebt om al deze ontwikkelingen bij te benen. Toch hebben die nieuwe pijnneurowetenschappelijke inzichten een grote impact op ons klinisch handelen, in het bijzonder bij mensen met (chronische) pijn. In dit hoofdstuk verduidelijken we de basisprincipes van deze moderne pijnneurowetenschappen, zodat ze toegankelijk zijn voor de clinicus.

Het hoofdstuk begint met een bondig overzicht van de neurofysiologie van acute (nociceptieve) pijn, gevolgd door een beschrijving van de verschillende mechanismen die aan de basis van neuroplasticiteit (zoals wind-up, langetermijnpotentiëring en uiteraard ook centrale sensitisatie) en pijnmodulatie liggen (afdalende pijnstillende en pijnversterkende banen). Een belangrijk deel van het hoofdstuk is gewijd aan de pijn(neuro)matrix. Om u als clinicus optimaal te bedienen, is dit tamelijk theoretische hoofdstuk voorzien van kaders waarin de vertaalslag van de pijnneurowetenschappen naar het klinisch handelen wordt gemaakt. Op die manier krijgt u in dit hoofdstuk een voorproefje van wat verder in het boek volgt.

2.2   Neurofysiologie van acute pijn: van weefselnociceptie tot de pijnmatrix

Tal van weefsels in ons lichaam, zoals de huid, spieren, gewrichtskapsels, ligamenten, de buitenkant van de menisci en tussenwervelschijven, fascia, botweefsel, inwendige organen en ook zenuwweefsel, bezitten het vermogen om het centraal zenuwstelsel te informeren van (dreigende) weefselschade. Ze doen dit doordat de sensoren in deze weefsels mechanische, chemische of temperatuurprikkels via een graduele potentiaal kunnen omzetten in een actiepotentiaal. Wanneer er een actiepotentiaal gevormd is, kan deze de volledige lengte van de primair afferente zenuw overbruggen. Dit neurofysiologisch werkingsmechanisme is van toepassing op acute nociceptieve pijnsensaties, waar het gaat om prikkeling van hoogdrempelige sensorische receptoren, die bij voorkeur – maar niet uitsluitend – reageren op nociceptieve prikkels. Daarom worden ze nociceptoren genoemd. Ook laagdrempelige sensoren, belangrijk voor onze tastzin en proprioceptie, werken echter op deze manier. Veel van die nociceptoren kunnen op verschillende typen prikkelingen reageren (warmte/koude, mechanische en chemische stimuli); ze worden dan ook polymodale nociceptoren genoemd.

Elke nociceptor is verbonden met een ionenkanaal (◻ fig. 2.1), dat opent wanneer de nociceptor geactiveerd wordt (bijv. door chemische stoffen die vrijkomen bij het openscheuren van beschadigde cellen). Door de opening van het anders gesloten ionenkanaal kan de nociceptorische prikkel (mechanisch, chemisch of thermisch van aard) omgezet worden in een elektrische prikkel (de graduele potentiaal). Die graduele potentiaal is een uitdovende potentiaal, die zwakker wordt naarmate hij door het cellichaam van het primair afferente neuron transporteert. Dit kan men vergelijken met een steen die men in het water gooit en de uitdijende kringen in het water rond de plaats waar de steen het wateroppervlak doorboord heeft.

De graduele potentiaal beweegt zo richting de 'trigger zone' van het neuron, en eenmaal daar aangekomen moet hij nog sterk genoeg zijn om daar plaatselijk (in de

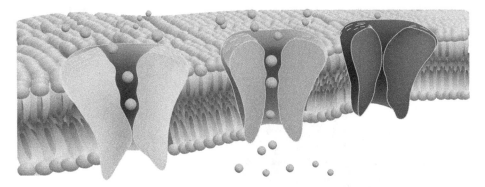

axonheuvel) een depolarisatie van de celmembraan van het neuron te veroorzaken, waardoor er een actiepotentiaal ontstaat. De sterkte van de graduele potentiaal is afhankelijk van de sterkte van de initiële nociceptieve prikkel (bijv. mechanische prikkeling van nociceptoren door verhoogde spierspanning in nekspieren): hoe sterker deze prikkeling, hoe sterker de graduele potentiaal en dus hoe meer kans op een effectieve actiepotentiaal. In dit mechanisme zit een eerste vorm van *pijnstilling* vervat in ons lichaam: niet alle nociceptieve prikkels zullen resulteren in een actiepotentiaal.

Bij beschadiging van weefsel en/of in geval van weefselontsteking zullen allerlei stoffen, zoals kaliumionen, histamine, serotonine, prostaglandinen, pro-inflammatoire cytokinen en substance P vrijkomen vanuit de beschadigde cellen en/of de plaatselijk actieve cellen van het afweersysteem. Deze cocktail van stoffen resulteert in een verlaging van de prikkeldrempel van de nociceptoren, waardoor er sneller een graduele en ook een actiepotentiaal zal ontstaan. Praktisch betekent dit dat we in de uren na een inversietrauma ons geblesseerde enkelgewricht niet meer kunnen aanraken of bewegen, zonder dat dit pijn doet. Dit is het mechanische van primaire hyperalgesie of *perifere sensitisatie*.

Afgezien van de aanwezigheid van perifere sensitisatie, zal de actiepotentiaal altijd door twee verschillende typen zenuwvezels (axonen) getransporteerd kunnen worden: Aδ- en C-vezels. Als men zich stoot aan de scherpe hoek van een tafel, is de 'eerste pijn' een scherpe, goed gelokaliseerde pijn die ontstaat door het transport van de actiepotentiaal door de smalle, gemyeliniseerde Aδ-zenuwvezels met een hoge geleidingssnelheid. Vervolgens ebt die eerste scherpe pijn wat weg, en komt er een wat minder scherpe, doffere pijn voor in de plaats. Die is het gevolg van andere (bijkomende) actiepotentialen, die vanuit het weefsel naar het zenuwstelsel worden vervoerd door dunne, ongemyeliniseerde zenuwvezels met een trage geleidingssnelheid.

Zowel de Aδ- als C-vezels geven hun actiepotentialen af in de dorsale hoorn van het ruggenmerg, waar ze de actiepotentialen kunnen doorgeven aan secundaire afferente neuronen (◻ fig. 2.2). *Kunnen* is een belangrijk woord in de voorgaande zin, want de dorsale hoorn (uitvergroot weergegeven in de onderste cirkel in ◻ fig. 2.2) is een cruciale plaats voor *pijnmodulatie*. In de dorsale hoorn kan er zowel pijnstilling als pijnversterking optreden. Wil een primair afferent neuron zijn actiepotentiaal kunnen doorgeven aan een secundair afferent neuron (dat het actiepotentiaal

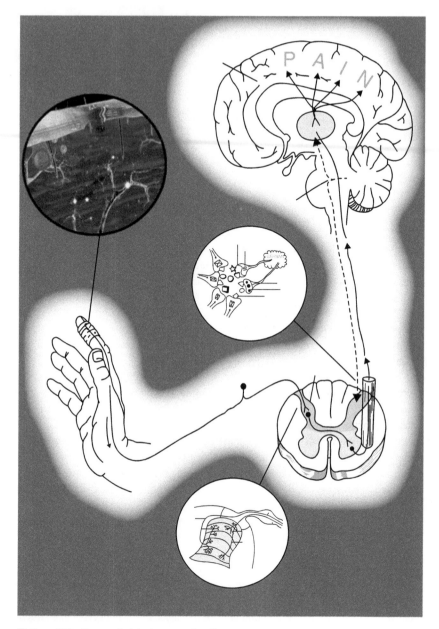

◘ Figuur 2.2   De neurofysiologie van nociceptie.

doorgeeft aan het brein) dan moet het elektrisch signaal worden omgezet in een bio-chemisch signaal (de neurotransmitter genoemd, omdat deze stoffen de boodschap in het zenuwstelsel overbrengen). Deze neurotransmitters dienen de boodschap over te brengen in de ruimte tussen het axonuiteinde van het primair afferent neuron en het secundair afferent neuron. Die ruimte of synaps staat echter onder voortdurende invloed van afdalende banen (afdalende neuronen), die vanuit het brein worden aangestuurd en daar plaatselijk ook neurotransmitters in de synaps vrijlaten (de afdalende banen zijn schematisch weergegeven in de middelste cirkel in ◘ fig. 2.2).

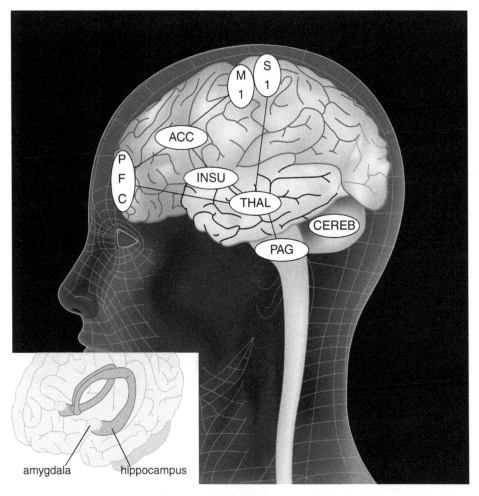

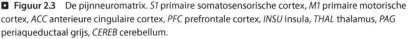

Figuur 2.3 De pijnneuromatrix. *S1* primaire somatosensorische cortex, *M1* primaire motorische cortex, *ACC* anterieure cingulaire cortex, *PFC* prefrontale cortex, *INSU* insula, *THAL* thalamus, *PAG* periaqueductaal grijs, *CEREB* cerebellum.

Al die neurotransmitters samen zorgen voor een 'soepje', waarvan de samenstelling deels bepaald is door de actiepotentialen die vanuit de weefsels komen en deels door de actiepotentialen die vanuit het brein naar beneden komen. Die laatste kunnen zowel pijnstillend als pijnversterkend werken; in beide gevallen spreekt men van *pijnmodulatie*. Merk op dat dit na de zenuwuiteinden en nociceptoren in de weefsels de tweede anatomische locatie is waar pijnmodulatie kan plaatsvinden. Meer informatie over deze top-down pijnmodulatie is hierna terug te vinden in ▶ par. 2.4.

De uitkomst van die pijnmodulatie kan twee kanten op: ofwel de actiepotentiaal bereikt de secundaire afferente neuronen niet, waardoor de pijnstilling 'gewonnen' heeft en de persoon geen pijn zal voelen, ofwel de actiepotentiaal wordt overgezet op de secundaire afferente neuronen. In het laatste geval wordt in het ruggenmerg de middellijn overschreden en stijgt de 'boodschap' tot in het brein, meer specifiek in de thalamus. Vanuit die thalamus wordt de boodschap doorgestuurd naar verschillende hersengebieden (die samen de *pijnmatrix* vormen (**fig. 2.3)).

Wanneer het zo ver is, betekent dat nog niet per se dat de inkomende prikkel ook als pijn zal worden ervaren (of überhaupt gevoeld zal worden). De verschillende hersengebieden die in de pijnmatrix actief zijn zullen immers samen een afweging maken van het 'dreigend gehalte' van de inkomende prikkel (i.e. in welke mate vormt de inkomende prikkel een bedreiging voor de homeostase?). Op basis van die afweging wordt er bepaald of er al dan niet pijn wordt ervaren, en indien er pijn wordt ervaren hoeveel en hoelang die pijn zal worden gevoeld. Dit is de derde anatomische locatie voor pijnmodulatie.

Neuropathische pijn: het zenuwstelsel fungeert zelf als bron van nociceptie
Niet alleen het musculoskeletale stelsel is in staat om nociceptie te genereren, ook het zenuwstelsel is daartoe in staat. In dat geval spreken we van neuropathische pijn. Deze wordt als volgt gedefinieerd: 'pijn als direct gevolg van een letsel of aandoeningen van het somatosensorisch deel van het zenuwstelsel' [1]. Neuropathische pijn kan gerelateerd zijn aan schade van het perifeer (perifere zenuw of plexus) of het centraal deel (brein en ruggenmerg) van het zenuwstelsel.

In deze definitie van neuropathische pijn refereert de term '*letsel*' aan bewijs voor de aanwezigheid van schade aan het zenuwstelsel. Dergelijk bewijs kan afkomstig zijn van diagnostische procedures (beeldvorming, elektromyografische (EMG) tests, biopten of eerdere medische procedures (verslag van chirurgische procedures, waaruit blijkt dat bijvoorbeeld een perifere zenuw of de plexus brachialis beschadigd werd). Een ander voorbeeld is dat littekenweefsel of fibrose van (perifere) zenuwen zich manifesteert bij patiënten die vanwege kanker behandeld zijn met stralingstherapie.

Ook trauma's kunnen leiden tot schade aan perifere zenuwen. Ongeveer 27% van de patiënten ontwikkelt chronische postchirurgische pijn na een totale heup- of knieprothese. Binnen deze patiëntengroep komt neuropathische pijn veel minder voor, met een aandeel van slechts 5,7% van alle chronische postchirurgische pijn na een totale heup- of knieprothese [2].

De term '*aandoening*' uit de neuropathische pijndefinitie kan betrekking hebben op allerlei problemen van het zenuwstelsel zoals de ziekte van Parkinson, multipele sclerose of cerebrovasculaire accidenten. Ook andere ziekten zijn echter frequent aanleiding voor objectieve schade aan het zenuwstelsel, denk aan diabetes, herpes (postherpesneuralgie) en kanker. Tot slot refereert 'somatosensorisch deel van het zenuwstelsel' aan het nociceptieve, tactiele en proprioceptieve systeem; met andere woorden, dat deel van het zenuwstelsel dat meer interne stimuli (inclusief die van interne organen) opneemt en verwerkt dan externe stimuli (visus, horen).

Een ander kenmerk van neuropathische pijn is dat de locatie neuroanatomisch logisch is, wat betekent dat de pijn zich moet beperken tot het innervatiegebied van de beschadigde zenuw (of deel van het zenuwstelsel) conform de somatotopische organisatie van het zenuwstelsel [3]. Neuropathische pijn wordt door patiënten vaak als 'brandend', 'schietend' of 'prikkend' beschreven, maar dit is niet altijd het geval en mag daarom noch als noodzakelijke noch als voldoende voorwaarde voor het diagnosticeren van neuropathische pijn gebruikt worden.

Het *sensorisch onderzoek* is ook van groot belang voor het diagnosticeren van neuropathische pijn [1]. Dit sensorisch onderzoek omvat het testen van het functioneren van sensorische zenuwvezels met eenvoudige hulpmiddelen zoals een stemvork (voor het onderzoeken van de vibratiezin), een zachte borstel voor het evalueren van de tastzin en een koud/warm voorwerp voor het evalueren van temperatuurgevoeligheid. Hierbij richt de evaluatie zich op de relatie tussen de stimulus en de somatosensorische ervaring die deze bij de patiënt teweegbrengt [3]. De uitkomst van dit deel van het klinisch onderzoek kan velerlei zijn: hyperesthesie, hypo-esthesie, hyperalgesie, hypoalgesie, allodynie, paresthesie, dysesthesie, nasensaties etc. Ook hier dient de locatie van de sensorische disfunctie neuroanatomisch logisch te zijn.

De aanwezigheid van neuropathische pijn betekent niet dat (dominante) centrale sensitisatiepijn is uitgesloten. Centrale sensitisatie is immers het neurofysiologisch mechanisme dat neuropathische pijn verklaart in de periode na de acute schade aan het zenuwstelsel. Bovendien breidt initieel neuroanatomisch logische pijnverdeling zich bij een neuropathische pijnpatiënt uit naar lichaamszones die neuroanatomisch niet in verband kunnen worden gebracht met het gebied van schade aan het zenuwstelsel. Dat is vaak een teken dat centrale sensitisatie het dominante pijnmechanisme wordt. Verderop in dit boek wordt duidelijk hoe we kunnen achterhalen wat het dominante pijnmechanisme is.

2.3 Temporele summatie van pijn en wind-up

Het is van belang te begrijpen dat nociceptieve prikkels niet altijd resulteren in een pijnervaring, net zomin als pijn altijd het resultaat zou zijn van nociceptie. Wanneer er sprake is van aanhoudend nociceptieve input, dan zullen de dorsale hoornneuronen, die deze input te verwerken krijgen, zich aanpassen, doordat ze gevoeliger worden voor prikkels [4, 5]. Deze aanpassing is het gevolg van de actie van neurotransmitters zoals glutamaat en substance P. Deze neurotransmitters moduleren de synaptische activiteit, in het bijzonder de postsynaptische prikkelbaarheid, waardoor de transmissie van inkomende prikkels naar het brein wordt versterkt [4]. De verhoging van de postsynaptische prikkelbaarheid is een gevolg van activatie van de N-methyl-D-aspartaat (NMDA)-receptoren op secundaire afferente neuronen in de dorsale hoorn van het ruggenmerg (◘ fig. 2.2). Dit is echter een normale aanpassing van het centraal zenuwstelsel aan aanhoudend nociceptieve input; dit mechanisme wordt temporele summatie van pijn of wind-up genoemd en wordt door mensen ervaren als een pijntoename [6, 7]. Bij tal van patiënten met chronische pijn is deze wind-up versterkt, wat betekent dat de pijntoename sneller is dan verwachten kan worden op basis van de nociceptieve input, waardoor in dergelijke gevallen wind-up een onderdeel wordt van centrale sensitisatie [8] (verderop in dit hoofdstuk wordt het mechanisme van centrale sensitisatie meer in detail toegelicht).

2.4   Het brein moduleert pijn

Nociceptieve stimuli worden ter hoogte van de dorsale hoornneuronen gemoduleerd door het brein (◘ fig. 2.2). Vanuit het brein zijn er immers afdalende banen naar de dorsale hoornneuronen die ofwel pijnversterkend ofwel pijnstillend werken [9]. De *pijnversterkende banen* zullen inkomende nociceptieve stimuli zodanig versterken dat er veel meer prikkels in het brein aankomen dan dat er in de dorsale hoornneuronen aankomen. Hierdoor zal er meer pijn gevoeld worden. Deze afdalende pijnversterkende banen zijn bij iedereen aanwezig, maar normaal gesproken bevinden ze zich in een latente toestand (inactief).

Uit onderzoek weet men dat deze pijnversterkende banen kunnen worden geactiveerd door neuro-inflammatie in het centraal zenuwstelsel (ontstekingsprocessen in het brein en/of ruggenmerg) alsook door trauma's (bijv. een verkeersongeval). Als acute reactie op dergelijke situaties is de activatie van de afdalende pijnversterkende banen als een adaptief mechanisme te beschouwen, want het draagt bij aan het herstelproces. Na enkele dagen hoort de activiteit van dit systeem echter af te nemen en moet het terugkeren naar de latente toestand. Bij patiënten met chronische pijn zien we vaak dat dit pijnversterkend systeem geactiveerd blijft.

Gelukkig is er naast het pijnversterkend systeem een *pijnstillend systeem*: vanuit het brein afdalende banen die in de dorsale hoornneuronen komen en daar de inkomende nociceptieve stimuli onderdrukken of zelfs tegenhouden. Wanneer dit systeem geactiveerd is, zullen we ondanks nociceptieve input weinig of geen pijn voelen. Bekende manieren om dit pijnstillend systeem te activeren zijn fysieke activiteit/sport, stress, placebo-effecten etc. Het is dus heel goed mogelijk dat er op een bepaald moment nociceptie aanwezig is in uw lichaam, zonder dat u daar ooit iets van zult merken. Uit de beschrijving van beide systemen (pijnstillend en pijnversterkend) blijkt, dat het neurofysiologisch logisch is dat *pijn en nociceptie* (en daardoor ook pijn en weefselschade) weinig tot geen verband hebben met elkaar, zelfs niet in situaties van acute pijn. Hierna gaan we dieper op beide systemen in.

Pijnversterkend systeem

Neuroanatomisch bestaan de pijnversterkende systemen onder meer uit output van de hersenstam, met name van de kernen in de formatio reticularis in de pons, van waaruit afdalende banen afkomstig uit de rostrale ventromediale medulla vertrekken, die nociceptieve prikkels ter hoogte van de dorsale hoornneuronen versterken [10]. Deze pijnversterkende systemen zijn vaak niet geactiveerd bij (sub)acute pijnervaringen; het is daarom goed activatie van deze systemen als een meer uitzonderlijk en vaak maladaptief proces te beschouwen.

Verschillende *cognitief-emotionele factoren* die vaak voorkomen bij patiënten met chronische pijn, zoals pijncatastroferen, vermijdingsgedrag, vrees voor pijn en depressieve gedachten, dragen bij aan het slecht functioneren van het pijnstillend systeem alsook aan het activeren van de pijnversterking [11]. Gezamenlijk draagt dit bij aan sensitisatie van dorsale hoornneuronen [11]. Ook een verhoogde 'arousal' onderhoudt de pijn en centrale sensitisatie, door het versterken van de activiteit in de pijnmatrix [12].

Pijnstillend systeem

Het brein orkestreert een zeer krachtig top-down pijnstillend systeem, waarin onder meer centra in de middenhersenen een cruciale rol spelen. Vanuit die middenhersenen vindt er via de medulla beïnvloeding van dorsale hoornneuronen plaats, waar de transmissie van inkomende nociceptieve prikkels kan worden tegengehouden [13]. Het periaqueductale grijs en het rostrale ventrale deel van de medulla (in de hersenstam) zijn herhaaldelijk geïdentificeerd als hersengebieden die deze pijnstilling mogelijk maken [13]. Dit pijnstillend systeem gebruikt neurotransmitters, zoals serotonine [10] en noradrenaline, om zijn pijnstillende actie in het zenuwstelsel mogelijk te maken.

Wanneer noradrenaline als neurotransmitter gebruikt wordt, spreekt men van het noradrenerge systeem. De actie van noradrenaline ter hoogte van de dorsale hoorn bestaat uit het binden op de alfa-2A-adrenoceptoren, waardoor het vrijkomen van exciterende (pijnversterkende) neurotransmitters ter hoogte van de eindpunten van de primaire afferente nociceptoren voorkomen wordt [14]. Bovendien werkt noradrenaline ook postsynaptisch dempend op ruggenmergneuronen [14].

Een van de functies van het pijnstillend systeem is, ervoor te zorgen dat de dorsale hoornneuronen goed in staat zijn om te focussen op relevante stimuli. Dit wordt mogelijk doordat het pijnstillend systeem de activiteit in de aangrenzende neuronen gaat onderdrukken [15], wat voorheen het 'diffuse noxious inhibitory controls' fenomeen [16] werd genoemd en nu bekendstaat als 'conditioned pain modulation'. Er is uitvoerig bewijs bij zeer gevarieerde medische diagnosen dat dit pijnstillend systeem slecht functioneert bij mensen met chronische pijn (zowel neuropathische als centrale sensitisatiepijn) [17–20].

Endogene pijnstilling

Een eenvoudige én goedkope manier om het pijnstillend systeem te activeren is lichaamsbeweging/*fysieke activiteit*/sport/oefentherapie. Deze door beweging geactiveerde *endogene pijnstilling* [21] werkt echter niet bij alle pijnpatiënten even goed. Zo vertonen sommige patiënten met chronische pijn, zoals patiënten met aanhoudende pijn na whiplash [22] en patiënten met fibromyalgie [23] en het chronischevermoeidheidssyndroom [24, 25], een disfunctie van het pijnstillend systeem in reactie op lichamelijke inspanning.

Dit betekent dat we op groepsniveau bij deze patiënten vaststellen dat lichamelijke inspanning geen pijnstilling activeert. Bij deze patiënten ziet men juist dat lichamelijke inspanning hun pijndrempel verder verlaagt, wat betekent dat ze tijdens en onmiddellijk na de inspanning gevoeliger zijn voor pijn. Dit geldt echter niet voor alle chronische pijnpatiënten, want mensen met bijvoorbeeld aanhoudende lage rugpijn reageren wél met een activatie van de pijnstilling op fysieke activiteit [26].

Ook in de *lage rugpijn*populatie bevindt zich waarschijnlijk een subgroep die slecht reageert op lichamelijke inspanning. Nadere analyse van de studiegegevens van ons eerder gepubliceerd onderzoek over endogene pijnstilling in reactie op fysieke activiteit bij chronische lage rugpijn [26] leert, dat ongeveer één op de vier geteste patiënten met lage rugpijn geen activatie van de pijnstilling vertoonde na fysieke activiteit. Mogelijk is deze subgroep binnen de chronische lage rugpijnpopulatie net die groep die een dominant centraal sensitisatiepijnpatroon vertoont, maar daarvoor is verder onderzoek noodzakelijk. Dergelijk onderzoek loopt in Canada (assistant professor Tim Wideman) en Duitsland (professor Monika Hasenbring).

Manuele therapie

Ook gewrichtsmobilisatie (i.e. *manuele therapie*) activeert tijdens de behandeling de pijnstilling in het brein van de behandelde patiënt. Dit effect kan tot maximaal 40 minuten na de behandeling doorwerken. Uit dieronderzoek weten we dat een pijnstillend effect het gevolg is van de activatie van perifere opioïde mechanismen [27] alsook van het adenosinerge systeem [28]. Unilaterale gewrichtsmobilisatie vermindert bij dieren de door chronische spier- of gewrichtsinflammatie veroorzaakte bilaterale hyperalgesie [29]. Bij mensen is er niveau A-bewijs dat manuele therapie van de wervelkolom resulteert in een verhoogde drukpijndrempel, ook op plaatsen die niet segmentaal gerelateerd zijn aan de anatomische lokalisatie van de behandeling, wat de betrokkenheid van het centraal zenuwstelsel (i.e. activatie van de vanuit het brein georkestreerde pijnstilling) suggereert [30].

Eerder werd toegelicht hoe het brein via afdalende banen tracht te controleren wat wel en wat niet het brein bereikt. Hierna verduidelijken we wat er in het brein gebeurt wanneer de inkomende gevaarboodschap in het brein aankomt. Voor een goed begrip van de moderne pijnneurowetenschappen is het cruciaal om in te zien dat op het moment dat de gevaarboodschap het brein binnentreedt, er nog geen pijn aanwezig is. Op dat moment start het brein immers met het verwerken van de inkomende gevaarboodschap. Het brein gebruikt hiervoor een complex netwerk van verschillende breinregio's (❏ fig. 2.3), die samen de *pijn(neuro)matrix* worden genoemd [31]. De term pijnmatrix werd het eerst voorgesteld door Melzack en wel om fantoompijn te verklaren [31].

Hierna beschrijven we welke breinregio's betrokken zijn bij de pijnmatrix. Daarbij zal aan iedere breinregio uit de pijnmatrix één of meerdere specifieke functies worden toegekend. Geen van deze breinregio's functioneert echter onafhankelijk. Ze werken alle samen met als doel het beoordelen of de inkomende gevaarboodschap op dit moment wel of geen bedreiging voor het lichaam inhoudt. Ook hier staat, zoals altijd in de fysiologie van de zoogdieren, de homeostase voorop. De eerste uitkomst van de 'werkzaamheden' in de pijnmatrix is dus binair: wel of geen gevaar (= wel of geen pijn ervaren). Indien de pijnmatrix oordeelt dat de inkomende gevaarboodschap(pen) een reële bedreiging vormt/vormen voor het lichaam, dan zal er pijn worden ervaren. Vervolgens is het ook de pijnmatrix die bepaalt hoeveel en hoelang de pijn wordt ervaren – ook dit hangt weer samen met hoe de verschillende breinregio's uit de pijnmatrix de inkomende gevaarboodschappen hebben beoordeeld.

2.5   De pijnneuromatrix

De hersenactiviteit tijdens het ervaren van pijn heet de pijnmatrix. Die hersenactiviteit is sterk verspreid in het brein, met inbegrip van de somatosensorische cortex, insula, amygdala, prefrontale cortex, cerebellum etc. 'Matrix' duidt op het gegeven dat al die hersengebieden nauw met elkaar 'in circuit' opereren om de inkomende prikkels te evalueren en zo te beslissen of er al dan niet sprake is van reëel gevaar. Indien het brein op deze wijze oordeelt dat er sprake is van reëel gevaar, dan ontstaat er pijn.

De hersengebieden betrokken bij de pijnmatrix (◘ fig. 2.3) verschillen van persoon tot persoon. De grootste verschillen worden echter vastgesteld wanneer men mensen met en mensen zonder pijn vergelijkt. Hoe dan ook, de volgende hersengebieden maken deel uit van de pijnmatrix, ze zijn van belang om inkomende gevaarboodschappen te beoordelen en het product pijn te produceren.

- De primaire en secundaire *somatosensorische cortex*, waarvan bekend is dat deze een primaire rol heeft in het *lokaliseren* van de afkomst *van de gevaarboodschap*. Het betreft hier het sensorisch-discriminatief aspect van pijn. Hoe meer aandacht iemand besteedt aan de pijnlijke regio, hoe groter de activiteit in de primaire somatosensorische cortex [32]. Ook bij patiënten met centrale sensitisatiepijn is de mate van pijn (pijnintensiteit) gerelateerd aan de mate van activiteit in de somatosensorische cortex [33].
- Een ander belangrijk gebied van de pijnmatrix zijn de *amygdalae* (in ◘ fig. 2.3 wordt geïllustreerd dat deze kernen zeer diep in onze hersenen gelokaliseerd zijn). De amygdalae worden ook wel het angstcentrum van ons brein genoemd.
  - De functie van de amygdalae gaat verder dan alleen *angst*: zij spelen een sleutelrol bij *negatieve emoties* en ook bij het *pijngeheugen* [34].
  - Voor angst zijn niet alleen de amygdalae van belang. De angstervaring is, net als pijn, ook het resultaat van een circuit van hersenactiviteit. Naast de amygdalae speelt de anterieure cingulaire cortex een cruciale rol in het 'angstnetwerk' of de 'angstmatrix' in ons brein [35, 36].
  - Wetenschappelijk onderzoek van de afgelopen jaren leert ons dat de amygdalae een cruciale rol spelen bij het *ontwikkelen van chronische pijn*. Meer activiteit in de amygdalae resulteert in een verhoogde kans op chronische pijnontwikkeling, onder meer omdat aymgdala-activiteit zou samenhangen met processen als *sensitisatie van de pijnbanen* in het centraal zenuwstelsel [34, 37–40].
  - Zowel de amygdalae als de somatosensorische cortex en insula vertonen minder activiteit tijdens pijnervaringen wanneer iemand positieve behandelverwachtingen heeft (i.e. positieve verwachtingen heeft ten aanzien van het resultaat van pijntherapie) [41]. Dit is een belangrijke boodschap voor clinici, want het impliceert dat patiënten met een positieve verwachting over het resultaat van pijntherapie minder activiteit vertonen in cruciale onderdelen van de pijnmatrix. Verderop in dit boek wordt toegelicht hoe bijvoorbeeld pijneducatie kan worden aangewend om de therapieverwachtingen van pijnpatiënten te verhogen.

Het pijngeheugen bij patiënten met aanhoudende pijn
Voor het geven van bewegingstherapie/oefentherapie aan patiënten met aanhoudende pijn is een goed begrip van het pijngeheugen van belang. De amygdalae spelen, zoals hiervoor reeds vermeld, een cruciale rol in het (ontwikkelen/onderhouden van het) pijngeheugen. Voor het geheugen voor pijnlijke bewegingen/handelingen werken de amygdalae nauw samen met de hippocampus en

de anterieure cingulaire cortex (■ fig. 2.3). Een dergelijk pijngeheugen heeft zich vaak 'genesteld' in het brein van patiënten op momenten dat de initiële weefselschade al lang hersteld was, en er dus geen sprake meer was van nociceptie of 'gevaar'. Een dergelijk pijngeheugen 'beschermt' het individu voor het uitvoeren van 'gevaarlijke' handelingen, bewegingen of activiteiten [42].

Dit impliceert vermijdingsgedrag dat vaak subtiel aanwezig is en niet met een eenvoudige vragenlijst, zoals de Tampa Schaal voor Kinesiofobie, kan worden vastgesteld. Deze vragenlijst is meer geschikt voor het meten van algemene beelden van bewegingsangst bij patiënten met lage rugpijn. Het gaat bijvoorbeeld om whiplashpatiënten die wel blijven bewegen, maar als de dood zijn om hun hoofd in extensie (of driedimensionele extensie) te brengen, of schouderpijnpatiënten die hun arm niet meer boven schouderhoogte durven bewegen tijdens dagelijkse activiteiten, of rugpijnpatiënten die alle flexiebewegingen in hun lage rug vermijden vanwege (vaak door therapeuten tijdens rugscholing aangeleerd) pijngeheugen.

De voorbereiding op zo'n 'gevreesde' beweging is voldoende om het pijngeheugen in het brein te activeren, waardoor niet alleen pijn (zonder nociceptie) wordt geproduceerd, maar ook een beschermende motorische controlestrategie aan de spieren in het lichaam van de patiënt wordt opgelegd [43, 44]. Het mag duidelijk zijn dat dergelijk 'beschermend' gedrag in veel gevallen een maladaptief effect heeft, en in tegenstelling tot het beschermen van het individu alleen maar leidt tot meer pijn, beperkingen en ongemak.

In het laatste hoofdstuk van dit boek gaan we dieper in op de wijze waarop gerichte oefentherapeutische interventies en exposure in vivo-behandelmethoden [42, 43, 45–50] het pijngeheugen kunnen 'herprogrammeren' en zo de activiteit in de amygdalae tijdens de veronderstelde 'gevaarlijke' bewegingen kunnen reduceren (via inhiberende impulsen vanuit de prefrontale cortex beoogt men zo een inhibitie van de amygdalae).

Recent fundamenteel wetenschappelijk onderzoek leert dat het herprogrammeren van het pijngeheugen efficiënter kan gebeuren wanneer de 'gevaarlijke' beweging wordt herbeleefd [36]. Dit is mogelijk door de patiënt aan de hand van bewegingsvoorstellingen de gevreesde beweging (of zelfs de beweging waarmee de aanvankelijke blessure of het trauma werd opgelopen) te laten 'uitvoeren' in het brein.

De *thalamus* heeft verschillende cruciale functies in de pijnmatrix. Allereerst fungeert de thalamus als *verkeerstoren* (zoals op een luchthaven), die de inkomende gevaarboodschappen (mogelijk nociceptieve stimuli) naar andere hersengebieden van de pijnmatrix zendt, zodat die hersengebieden de inkomende boodschappen kunnen analyseren.

De thalamus speelt echter ook een belangrijke rol in de pijnstilling. Ter illustratie: de thalamus wordt samen met het periaqueductale grijs (zie verderop) vaak gestimuleerd bij diepe breinstimulatietherapieën voor patiënten met neuropathische pijn [51]. De thalamus en het periaqueductale grijs werken nauw samen: activiteit in het periaqueductale grijs onderdrukt activiteit in het sensorische deel van de thalamus, terwijl omgekeerd activiteit in de sensorische thalamus het periaqueductale grijs als belangrijke pijndemper activeert [52].

Uit voorgaande uitleg over de rol van de thalamus in de pijnmatrix volgt logischerwijze dat patiënten met chronische pijn vaak een veranderde werking van de thalamus vertonen. Dit is ook in wetenschappelijk onderzoek vastgesteld: bij patiënten met chronische pijn stelde men minder activiteit vast in de contralaterale zijde van de thalamus (contralateraal van de pijnlijke zijde) [32], en met functionele magnetische resonantie (fMRI)-beeldvorming vond men dat patiënten met centrale sensitisatie verhoogde activiteit vertoonden in het anterieure deel van de thalamus [33].

– De *hersenstam* bestaat uit verschillende sleutelregio's voor het orkestreren van de top-down *pijnstilling* alsook van de top-down *pijnversterking*. Zo lijkt het logisch dat de hersenstam een van de cruciale hersengebieden is voor het onderhouden van centrale sensitisatie bij chronische pijnpatiënten. Bij deze pijnpatiënten stelt men dan ook vaak verhoogde activiteit vast in de hersenstam [33]. Als we verder kijken in de hersenstam, dan zien we dat de formatio reticularis in de pons een belangrijk onderdeel is van de hersenstam, met een verhoogde activiteit bij centrale sensitisatiepijn [33], die waarschijnlijk een reflectie is van de geactiveerde pijnversterkende systemen zoals die vastgesteld kan worden bij centrale sensitisatie. In het middelste gedeelte van de hersenstam bevindt zich het periaqueductale grijs, een gebied dat samen met de dorsolaterale prefrontale cortex verantwoordelijk wordt gesteld voor het orkestreren van de endogene pijnstilling [51, 52].
Aansluitend hierop is de ontdekking van verschillende typen neuronen (ON- en OFF-cellen) in de rostrale ventromediale medulla, een ander cruciaal gebied in de hersenstam als het gaat over pijn. De ON-cellen zouden daarbij de nociceptie versterken, terwijl de OFF-cellen nociceptie onderdrukken [53].

– Een volgend belangrijk onderdeel van de pijnmatrix is de *anterieure cingulaire cortex*, een cruciale speler in de *affectief-motivationele aspecten van pijn*, waaronder empathie en sociale exclusie.

  – De anterieure cingulaire cortex speelt geen rol bij het bepalen van de stimulusintensiteit of -lokalisatie, maar wel in de affectieve en motivationele aspecten van pijnervaringen [32].

  – Patiënten met chronische pijn worden vaak systematisch uitgesloten van hun sociaal netwerk. Vrienden haken af, werken wordt onmogelijk en soms hebben ook naaste familieleden bedenkingen bij de 'onverklaarbare' pijnklachten. Bij mensen zonder pijn veroorzaakt sociale exclusie ook een vorm van emotionele pijn, te vergelijken met pijn die men voelt bij het verlies van een dierbare. Uit beeldvormend onderzoek leert men dat sociale exclusie en de daaruit voortkomende '*sociale pijn*' een product is van verhoogde activiteit in het dorsale deel van de anterieure cingulaire cortex alsook in de rechter ventrolaterale prefrontale cortex [54, 55]. Daardoor overlapt de hersenactiviteit die met dergelijke 'sociale pijn' gepaard gaat deels met de verhoogde hersenactiviteit die men vaststelt bij acute nociceptieve pijn [56] zoals bij een acute botbreuk.
  Op basis van dergelijk neurowetenschappelijk bewijs is het 'gebroken hart' een vaak gebruikte metafoor om aan pijnpatiënten het belang van sociale pijn en de pijnmatrix uit te leggen. Dit onderdeel van de pijnmatrix en de rol van sociale pijn verklaren mogelijk ook waarom sociale steun zo belangrijk is met het oog op het herstelproces (zowel tijdens de transitie van acute naar

chronische pijn als bij het revalideren van iemand met chronische pijn): hoe meer sociale steun, hoe beter de kans op herstel [57, 58].

Door een significante derde (partner, kind, ouder) te betrekken bij de revalidatie, door deze bijvoorbeeld ook uit te nodigen voor pijneducatie of andere therapiesessies, kan de therapeut de mate van sociale steun die de patiënt krijgt vanuit zijn directe omgeving bevorderen. Ook kunnen patiënten gestimuleerd worden om de pijneducatiebrochure te delen met een collega of vrienden, en kunnen patiënten getraind worden in het assertief omgaan met vooroordelen die vaak aanwezig zijn bij leken ('*zijn pijn zit tussen zijn oren*').

— Ook voor *empathie* is de anterieure cingulaire cortex van belang, maar ook hier speelt er weer meer. Empathie is het resultaat van een breinnetwerk bestaande uit de twee anterieure cingulaire cortexen (links en rechts) en de mediale cingulaire cortexen [59]. Het mag duidelijk zijn dat er ook hier weer een zekere mate van overlap is tussen de hersenactiviteit die men observeert bij het ervaren van empathie en het voelen van pijn.

— De *prefrontale cortex* kwam eerder al aan bod en is primair (mede)verantwoordelijk voor de cognitief-evaluatieve dimensie van pijn en daardoor bijzonder geschikt als 'therapeutisch doelwit' voor conservatieve behandelmethoden.

— De prefrontale cortex is belangrijk voor de anticipatie op en aandacht (vigilantie) voor pijn. Vandaar ook de rol van de prefrontale cortex in het eerder beschreven pijngeheugen voor pijnprovocerende situaties en bewegingen. Het breincircuit dat verantwoordelijk is voor het pijngeheugen bestaat dus uit de prefrontale cortex, amygdala en de hippocampus.

— Hiervoor werd ook al toegelicht dat het dorsolaterale deel van de prefrontale cortex een cruciaal gebied is dat samen met het periaqueductale grijs en ook de thalamus de afdalende pijnstilling mogelijk maakt, in het bijzonder de opioïde pijnstilling [60]. Om die reden is de dorsolaterale prefrontale cortex steeds vaker een behandeldoelwit bij niet-invasieve hersenstimulatietechnieken zoals transcraniële magnetische hersenstimulatie [60]. Dit is een elektrotherapeutische behandelmethode die frequent gebruikt wordt voor de behandeling van depressie en ook bestudeerd wordt in het kader van de behandeling van voornamelijk neuropathische pijn.

— Bij intense pijn houdt een grotere mate van pijncatastroferen verband met meer pijn en met minder activiteit in de dorsolaterale en ook de mediale prefrontale cortex [61]. Deze observatie onderstreept nogmaals het belang van het reduceren van de mate van pijncatastroferen, mogelijk ook voor het verbeteren van de pijnstilling.

— Anticipatie van pijn bepaalt mede de mate van daadwerkelijk ervaren pijn. Dit gegeven sluit nauw aan bij placebo-effecten zoals men die frequent observeert in de behandeling van pijn. Hiervan kan de clinicus handig gebruikmaken, bijvoorbeeld door de mogelijk pijnstillende effecten van lichaamsbeweging toe te lichten aan patiënten bij de start van een oefentherapeutisch of *graded activity* programma. Dit kan immers de geanticipeerde pijnervaring in reactie op de fysieke activiteit reduceren. Dergelijke door pijnanticipatie gevoede effecten zouden hun neuroanatomische basis hebben in de insula, anterieure cingulaire cortex alsook in de thalamus [62], maar ook in de dorsolaterale prefrontale cortex en de orbitofrontale cortex [62].

Het zijn ook deze hersengebieden die, samen met het periaqueductale grijs, zorgen voor placebopijnstilling [63].

- De *insula* is ook een belangrijk onderdeel van de pijnmatrix, omdat de insula een rol speelt bij de emotionele aspecten die kenmerkend zijn voor iedere pijnervaring, maar ook voor de sensorisch-discriminerende onderdelen van pijn [32].

Voor therapeuten is het ook van belang te weten dat (experimentele) pijn vaak samengaat met het activeren van hersengebieden voor (controle van) lichaamsbeweging zoals het striatum, cerebellum en de supplementaire motorische cortex [32]. Deze gebieden worden daarom steeds vaker tot de pijnmatrix gerekend.

Een aansluitende observatie is dat er bij gezonde proefpersonen een verband werd gevonden tussen de mate van pijncatastroferen en de breinactiviteit in hersengebieden die primair zorgen voor beweging en het plannen van lichaamsbeweging (de thalamus, putamen en de premotorische cortex) [61].

We kunnen dus concluderen dat *de pijnmatrix gedeeltelijk overlapt met de hersengebieden die verantwoordelijk zijn voor bewegingscontrole* [64], wat deels verklaart waarom er bij bijna alle mensen met aanhoudende pijn bewegingsdisfuncties aanwezig zijn.

2.6 Centrale sensitisatie

Centrale sensitisatie wordt gedefinieerd als een versterking van neurale signalen in het centrale zenuwstelsel, waardoor pijnovergevoeligheid ontstaat [65]. Centrale sensitisatie wordt ook gedefinieerd als een verhoging van de responsiviteit van de centrale zenuwstelselneuronen op de input afkomstig uit de unimodale en polymodale receptoren [66]. Deze definities zijn gebaseerd op laboratoriumonderzoeken. Het besef groeit echter dat het concept centrale sensitisatie geïmplementeerd dient te worden in de klinische praktijk.

> **Wetenschappelijk bewijs**
> Er is afdoende wetenschappelijk bewijs dat centrale sensitisatie een belangrijke factor is voor vele patiënten met chronische pijn, onder wie patiënten met whiplash [67], chronische lage rugpijn [68], artrose [69], hoofdpijn [70, 71], fibromyalgie [18], het chronischevermoeidheidssyndroom [72], reumatoïde artritis [73], patellapeesaandoeningen [74], schouder impingementsyndroom [75] en chronische tenniselleboog [76, 77].

Centrale sensitisatie is een verzamelnaam, waarin verschillende, deels overlappende disfuncties van het zenuwstelsel vervat zijn. Al deze mechanismen dragen bij aan de verhoogde gevoeligheid van het zenuwstelsel zoals kenmerkend voor centrale sensitisatiepijn [78]. Deze disfuncties van het centraal zenuwstelsel omvatten een andere verwerking van sensoriële input door het brein [79], disfunctioneren van de door het brein georkestreerde pijninhiberende mechanismen [80, 81] en verhoogde activiteit in de pijnfaciliterende banen [82, 83].

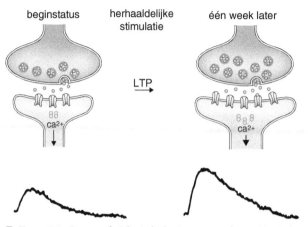

◘ Figuur 2.4   De neurofysiologische basis van centrale sensitisatie: langetermijnpotentiëring (LTP) van de communicatie tussen neuronen.

Essentieel bij centrale sensitisatiepijn is dat de *pijnmatrix overmatige activiteit* vertoont, met verhoogde hersenactiviteit in gebieden die betrokken zijn bij acute pijnsensaties, maar ook in hersengebieden die normaal niet actief zijn bij de productie van pijn [84]. *Langetermijnpotentiëring* (Engels: long-term potentiation), het mechanisme dat het brein gebruikt om leerprocessen mogelijk te maken, zorgt ervoor dat de pijnmatrix in het brein 'ingebrand' is, en zelfs zonder perifere nociceptie te pas en te onpas geactiveerd wordt. Voor een goed begrip van centrale sensitisatie is het essentieel om het mechanisme van langetermijnpotentiëring goed te begrijpen. Bij langetermijnpotentiëring wordt een synaps, meestal door herhaaldelijke stimulatie in een korte tijdspanne, veel efficiënter. Dit komt doordat herhaaldelijk gebruik van een synaps in het zenuwstelsel leidt tot aanpassing van die synaps in de vorm van (◘ fig. 2.4):

- aanpassing van het presynaptische uiteinde (i.e. het uiteinde van het presynaptisch neuron past zich aan, doordat het de capaciteit om neurotransmitters aan te maken en vrij te geven vergroot);
- aanpassing van het postsynaptisch neuron, en wel doordat dit neuron zijn capaciteit om de neurotransmitter te binden verhoogt (het aantal receptoren voor die neurotransmitter op de postsynaptische celmembraan neemt toe).

Het gevolg hiervan is dat neuronen veel efficiënter met elkaar gaan communiceren. Wanneer het mechanisme van langetermijnpotentiëring heeft plaatsgevonden, zal eenzelfde prikkel die dezelfde synaps bereikt, leiden tot een veel krachtiger en langer durende respons van de postsynaptische zenuwcel. Dit mechanisme van langetermijnpotentiëring heeft vaak genoeg aan een periode van zeven opeenvolgende dagen van stimulatie om zich te installeren (bijv. een acute, inflammatoire pijnprikkeling die gedurende zeven opeenvolgende dagen eenzelfde circuit van primaire afferente neuronen gebruikt, die aansluiten op secundaire en tertiaire afferente neuronen).

Neurofysiologen kennen dit mechanisme al veel langer, omdat het verklaart waarom wij in staat zijn bepaalde handelingen die we aanleren (bijv. fietsen) en zaken die we leren op school (en door te studeren willen onthouden) ook daadwerkelijk 'inbranden' in ons brein. We spreken van geheugen en leerprocessen. In die zin kunnen we chronische pijn ook als een aangeleerd mechanisme in ons zenuwstelsel beschouwen, wat weer hoop geeft, omdat we dan – in theorie althans – ook in staat moeten zijn deze aangeleerde processen af te leren. Dit wordt verder toegelicht en praktisch geïllustreerd in ► par. 5.5 in het bijzonder in de paragraaf over oefentherapie.

Bij patiënten met aanhoudende pijnklachten is het mechanisme van langetermijnpotentiëring mogelijk aanwezig in de dorsale hoornneuronen, maar ook in het brein. Zo is er onderzoek dat aantoont dat chronische pijnpatiënten een langetermijnpotentiëring in de anterieure cingulaire cortex [85], nucleus accumbens, insula en de sensorimotorische cortex hebben.

Een ander mechanisme dat bijdraagt aan de bij chronische pijn (zowel neuropathische als centrale sensitisatiepijn) aanwezige overmatig geactiveerde pijnmatrix is de *verminderde beschikbaarheid van de neurotransmitter gamma-aminoboterzuur* (Engels: gamma-aminobutyric acid of GABA) [86]. GABA is een van de voornaamste dempende neurotransmitters in ons (centraal) zenuwstelsel. Verminderde beschikbaarheid draagt dus bij aan een reductie van de capaciteit om pijn te stillen en verhoogt de prikkelbaarheid van het zenuwstelsel. Om die reden tracht men bij pijnpatiënten met medicatie de beschikbaarheid van GABA in het centraal zenuwstelsel te verhogen. Dit wordt verder toegelicht in ► H. 5 (over farmacologie).

Hebben blinden een verhoogde of verlaagde gevoeligheid voor pijn?

Dit lijkt niet de klinisch meest relevante vraag, maar toch is het antwoord op deze vraag nuttig om pijn beter te begrijpen en ook om er therapeutisch mee aan de slag gegaan. Op het laatste vlak is er overigens nog veel werk aan de winkel. Wetenschappelijk onderzoek leert ons immers, dat personen die vanaf hun geboorte blind zijn een verhoogde gevoeligheid voor allerlei pijnlijke prikkels vertonen [87, 88]. Dat is te verklaren, doordat de visus een belangrijke manier is om het 'gevaar' (dreigend gehalte) van een somatosensorische prikkel in te schatten (bijv. door meteen na de prikkel de gestimuleerde huidzone te 'inspecteren' op eventuele schade). Ook maakt de visus het mogelijk de omgeving continu te 'scannen' op potentiële gevaren, iets waar onze huisdieren veel beter in zijn dan wij mensen. Als we potentieel gevaar zien, dan kunnen we dat eenvoudig vermijden.

Doordat die functies bij blinden niet aanwezig zijn, lijkt het logisch dat het lichaam daarvoor tracht te compenseren door het pijnsysteem gevoeliger af te stemmen. Het zenuwstelsel van blinden detecteert sneller 'gevaar' dan bij mensen met een goed werkende visus. Men kan die verhoogde gevoeligheid voor pijnprikkels, zoals aanwezig bij blinden, beschouwen als een veiligheidsmechanisme ter compensatie van de afwezige visuele input.

Dit soort kennis is niet alleen nuttig om de beschermingsfunctie van pijn beter te begrijpen, deze kennis creëert ook ideeën om visuele manipulatie in te zetten tijdens bijvoorbeeld bewegingstherapieën. Bekende voorbeelden zijn het inzetten van spiegels bij de revalidatie van pijnlijke ledematen zoals frequent gedaan wordt bij patiënten met complex regionaal pijnsyndroom [89]. Het geven van visuele feedback aan de pijnlijke of met pijnprikkels gestimuleerde regio

heeft vaak een pijnstillend effect, zoals aangetoond bij gezonden en bij patiënten met chronische lage rugpijn [90, 91].

Eigen nog ongepubliceerd onderzoek leert dat het geven van visuele
feedback van de dorsale zijde van de hoofd-/halsregio tijdens hoofd-/nekbe-
wegingen ook een pijnstillend effect heeft bij gezonde personen, maar niet bij
patiënten met chronische traumatische nekpijn (whiplashpatiënten). Dit sluit
aan bij eerdere experimentele studies waarin we zagen dat visuele feedback
tijdens armbewegingen de pijn en andere symptomen van whiplashpatiënten
verergert [92, 93], en dus voor deze specifieke pijnpatiënten niet meteen een
therapeutische waarde heeft.

Bij acute (vaak inflammatoire) pijn is het logisch dat de behandelfocus gericht is op
het behandelen (reduceren of wegnemen) van de nociceptieve trigger. Dit kan door
middel van farmacologie, waarmee het inflammatoir proces gericht op moleculair
niveau kan worden beïnvloed (soms kan de inflammatie zelfs worden stilgelegd). Ook
in conservatieve behandelmethoden kan men zich richten op het behandelen (reduceren of wegnemen) van de nociceptieve trigger, bijvoorbeeld door middel van manuele
therapie of oefentherapie. Een dergelijke focus op perifere pijngeneratoren past in het
klassiek biomedisch kader. Deze aanpak blijkt vaak effectief te zijn, bijvoorbeeld bij de
behandeling van (sub)acute musculoskeletale pijnklachten [94–97]. Bij patiënten met
(aspecifieke, maar ook specifieke) chronische (musculoskeletale) pijnklachten is zo'n
biomedische aanpak echter zelden effectief. Dit is logisch, omdat in dergelijke gevallen
de (soms nog steeds aanwezige) perifere pijngeneratoren niet langer het klinisch beeld
van de patiënt bepalen. Bij tal van chronische pijnproblemen, zoals artrose [69], reumatoïde artritis [73], whiplash [19, 98, 99], fibromyalgie [8, 100], lage rugpijn [68], bekkenpijn
[101] en ook de chronische tenniselleboog [77], neemt de plasticiteit van het zenuwstelsel
het klinisch beeld van de patiënt over, doordat het brein en ook het ruggenmerg een
verhoogde prikkelbaarheid vertonen voor allerlei prikkels (centrale sensitisatie).

Steeds meer studies wijzen inmiddels op het klinisch belang van centrale sensitisatie voor deze en andere chronische pijnproblemen [76, 102–104]. In het volgende
hoofdstuk gaan we er dieper op in hoe de clinicus bij individuele pijnpatiënten
de aanwezigheid van klinisch relevante centrale sensitisatiepijn kan herkennen en
kan differentiëren van dominant nociceptieve of neuropathische pijn. Bij centrale
sensitisatiepijn moeten we als therapeuten verder denken dan de lokale structuren
zoals spieren en gewrichten [105]. In zulke gevallen verdient het aanbeveling om in de
therapie in te zetten op de reductie van gevoeligheid van het centraal zenuwstelsel.
In ▶ H. 5 wordt dit verder uitgewerkt en kunt u zich hopelijk ontwikkelen tot een
'breintherapeut' voor uw chronische pijnpatiënten met centrale sensitisatie.

2.7   Rol van stress en stressresponssystemen in het lichaam van pijnpatiënten

We keren even terug naar de basiskennis fysiologie, en meer specifiek de fysiologische stressmechanismen in het menselijk lichaam. Het autonoom zenuwstelsel en
de hypothalamus-hypofyse-bijnieras zijn primair verantwoordelijk voor het passend

kunnen reageren op stress, zowel extreme (levensbedreigende stresssituaties zoals wanneer men betrokken is bij een verkeersongeval of in een gebouw aanwezig is waar brand uitbreekt) als dagelijkse stressoren (lang moeten wachten in de rij voor de kassa). We onderscheiden daarbij een acute (kortetermijn) stressrespons, die voornamelijk door de sympathische tak van het autonoom zenuwstelsel wordt gereguleerd, en het wat later optredende, maar ook langer doorwerkende, systeem van de hypothalamus-hypofyse-bijnieras, met als voornaamste product het stresshormoon cortisol.

Heel wat pijnpatiënten vertonen een disfunctionele stressrespons. Dat uit zich doordat patiënten vóór het ontstaan van hun pijnprobleem geen enkele moeite hadden met het 'pareren' van dagelijkse stressoren, of die nu van psychologische of fysieke (bijv. sporten) aard waren, maar nu (op het moment van het eerste consult bij u) aangeven niet langer 'te kunnen omgaan' met dagelijkse stressoren. Patiënten geven aan dat de geringste stressor hen van de wijs brengt en – vooral – hun pijnklachten verergert. Dat laatste is opmerkelijk, omdat een van de functies van de stressresponssystemen in ons lichaam het activeren is van de endogene pijnstilling. Onze stressresponssystemen activeren in stresssituaties immers in het brein en bij uitbreiding in het centraal zenuwstelsel de endogene (top-down) pijnstilling. Zo zijn de stresshormonen cortisol en noradrenaline beide pijnstillend. Noradrenaline is immers een belangrijke neurotransmitter, die de afdalende banen vanuit het brein voor de endogene pijnstilling mogelijk maakt [9]. Ter hoogte van het ruggenmerg kan cortisol binden op de glucocorticoïd-receptoren van de dorsale hoornneuronen, wat de pijnstillende actie van cortisol verklaart [106]. Merk op dat deze pijnstillende effecten van cortisol onafhankelijk zijn van, maar tegelijk ook compatibel met, het sterke anti-inflammatoire effect van cortisol.

Dat de stresssystemen een pijnstillend effect genereren is een logische reactie, omdat op die manier de overleving kan prevaleren: stel dat u in een levensbedreigende stresssituatie uw enkel verzwikt, dan zal die enkel pas pijn beginnen te doen wanneer u zichzelf in veiligheid hebt gebracht. Het brein oordeelt immers, dat er in de levensbedreigende stresssituatie andere prioriteiten zijn dan de verzwikte enkel. Als dagelijkse stressoren de pijn alleen maar erger maken, dan toont dit aan dat de stressrespons in het lichaam van de patiënt niet langer adequaat is.

> **Neurowetenschappelijke verklaring voor verstoorde stressrespons**
> Wat is de neurowetenschappelijke verklaring voor de verstoorde stressrespons bij pijnpatiënten? Waarom zijn pijnpatiënten zo gevoelig voor stress en waarom verergert hun pijn alleen maar door stress? Hiervoor zijn verschillende verklaringen. Zonder volledig te willen zijn, geven we hier een aantal belangrijke verklaringen:
> 1. de door aanhoudende stress verminderde beschikbaarheid van dempende stoffen zoals gamma-aminoboterzuur (GABA) en serotonine;
> 2. de 'uitputting' van de hypothalamus-hypofyse-bijnieras, met als gevolg verminderde productie van het stresshormoon cortisol in respons op stresssituaties;
> 3. stress activeert bij pijnpatiënten de ON-cellen en onderdrukt de activiteit in de OFF-cellen in de hypothalamus, waardoor eerder een beeld van pijnversterking dan van pijnstilling ontstaat;
> 4. verminderd vermogen van het parasympathisch deel van het autonoom zenuwstelsel om het lichaam te laten 'herstellen' van stresssituaties.

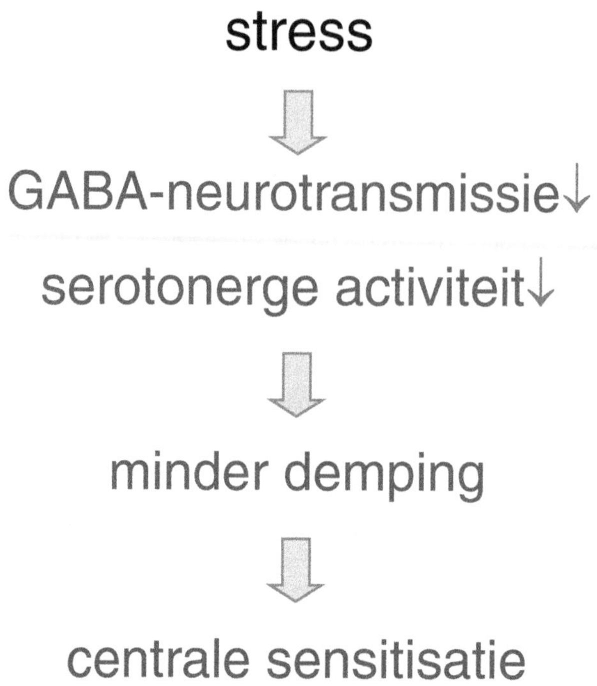

stress

⬇

GABA-neurotransmissie↓

serotonerge activiteit↓

⬇

minder demping

⬇

centrale sensitisatie

◘ Figuur 2.5   Hoe aanhoudende stress kan bijdragen aan het mechanisme van centrale sensitisatie. *GABA* gamma-aminoboterzuur.

Het mag duidelijk zijn dat de verstoorde stressrespons bij pijnpatiënten om een ge= paste behandeling vraagt. Dit komt in ▶ H. 5 uitvoerig aan bod.

Elk van deze vier mechanismen wordt hierna nader toegelicht, te beginnen met *de door aanhoudende stress verminderde beschikbaarheid van dempende stoffen zoals gamma-aminoboterzuur en serotonine.* Eerder in dit hoofdstuk gaven we al aan dat de verminderde beschikbaarheid van de neurotransmitter gamma-aminoboterzuur (GABA) [86] bijdraagt aan de bij chronische pijn (zowel neuropathische als centrale sensitisatiepijn) overmatig geactiveerde pijnmatrix. Fundamenteel wetenschappelijk onderzoek, uitgevoerd op dieren, leert ons dat aanhoudende en ernstige vormen van stress ervoor zorgen dat er minder GABA maar ook minder serotonine (een andere neurotransmitter die van groot belang is om pijn te dempen) beschikbaar komt in het brein/zenuwstelsel (◘ fig. 2.5)[1] [86, 107]. Deze bevindingen verklaren mogelijk waarom pijnpatiënten tijdens de anamnese vaak een verhaal vertellen over aanhoudende en ernstige stress (soms zelfs een life event) in de periode voorafgaand aan het ontstaan van de pijnklacht. Als er tijdens zulke periodes van aanhoudende stress (bijv. een conflict op het werk, rouwproces of een echtscheiding) ook maar iets gebeurt (een banale lage rugblessure of een beperkte nekverstuiking door een klein auto-ongeval – whiplash), dan kan dit genoeg zijn om te evolueren tot een chronisch pijnprobleem. Het centraal zenuwstelsel heeft immers niet voldoende neurotransmitters (of kan die niet aanmaken) om na de initiële inflammatoire fase, waarin het

---

1   Voor meer informatie hierover, zie: ▶ http://www.paininmotion.be/nieuws-2014-SevereStress. html.

logisch is dat men bij wijze van beschermingsreactie gevoeliger wordt voor pijn, de pijnstilling te activeren en de overhand te laten krijgen op de pijnversterking.

Het tweede mechanisme, *de 'uitputting' van de hypothalamus-hypofyse-bijnieras*, met als gevolg een verminderde productie van het stresshormoon cortisol in respons op stresssituaties, is niet op alle pijnpatiënten van toepassing. Het is wel vastgesteld bij patiënten met chronische pijn na whiplash, fibromyalgie, chronischevermoeidheidssyndroom, patiënten met chronische bekkenpijn en patiënten met reumatoïde artritis [108–113]. Deze disfunctie van het stresssysteem impliceert niet dat er een verlaagd cortisolgehalte in het lichaamsvocht van deze patiënten aanwezig is in rust, maar wel dat de hypothalamus-hypofyse-bijnieras minder goed reageert op allerlei stressoren. Daardoor kan stress de hypothalamus-hypofyse-bijnieras niet langer voldoende aanzetten om te functioneren, waardoor de bijnieren te weinig cortisol aanmaken in reactie op stress. Dit verklaart ook waarom er bijvoorbeeld na lichamelijke inspanning meer pijn wordt ervaren door sommige pijnpatiënten: fysieke activiteit is een stressor en normaal dempt cortisol de pijn alsook de inflammatoire reactie die eigen is aan de reactie van het lichaam op inspanning. Te weinig cortisol na de inspanning laat de inflammatoire reactie de vrije loop.

Het derde mechanisme heeft betrekking op wat we eerder al aanhaalden met betrekking tot de diverse typen neuronen (ON- en OFF-cellen) in verschillende hersengebieden, waaronder de rostrale ventromediale medulla van de hersenstam. De ON-cellen zouden daarbij de nociceptie versterken, terwijl de OFF-cellen nociceptie onderdrukken [53]. Onderzoek leert ons ook dat *stress bij pijnpatiënten de ON-cellen activeert en de activiteit in de OFF-cellen in de hypothalamus onderdrukt, waardoor eerder een beeld van pijnversterking dan van pijnstilling ontstaat* [114]. Dit sluit aan bij het mechanisme waarbij stress via secundaire boodschappers een aanwijzing aan de cellen geeft voor een activatie van intracellulaire systemen, waardoor pijnversterkende stoffen door het afweersysteem worden vrijgegeven in respons op stress [115]. Samen leidt dit tot een situatie waarbij de pijnpatiënt meer te kampen krijgt met door stress geïnduceerde hyperalgesie dan met analgesie [114].

Tot slot is er het *verminderd vermogen van het parasympathisch deel van het autonoom zenuwstelsel om het lichaam van pijnpatiënten te laten 'herstellen' van stresssituaties*. Hoewel men eerst een sympathische stressreactie krijgt, met de kenmerkende verhoging van hartslag, bloeddruk en ademritme, verwijding van de oogpupillen en verhoogde alertheid en speekselproductie, worden perioden van stress gevolgd door herstelperiodes en daarin domineert het parasympathisch deel van het autonoom zenuwstelsel. Het parasympathisch zenuwstelsel is cruciaal om een dergelijk herstelproces na stress en ook na lichamelijke inspanning mogelijk te maken. Steeds meer wetenschappelijk onderzoek laat zien, dat dit parasympathisch deel van het zenuwstelsel onvoldoende functioneert bij patiënten met chronische pijn. Dit is (herhaaldelijk) vastgesteld bij patiënten met lage rugpijn [116], fibromyalgie [117], chronische algemene pijnklachten [118] en chronische bekkenpijn [119]. Omdat de nervus vagus de voornaamste parasympathische zenuwvezel is in het menselijk lichaam, verantwoordelijk voor ongeveer 70 % van de efferente parasympathische zenuwvezels, wordt verminderde hartslagvariabiliteit vaak toegeschreven aan verminderde vagale activiteit. Om die reden wordt er therapeutisch vaak ingezet op stimulatie van de vagale activiteit, ook bij pijnpatiënten [120].

2.8   Conclusie

De kennis over pijn is dankzij de pijnneurowetenschappen de afgelopen twintig jaar spectaculair toegenomen. Gelukkig leidt dit stapsgewijs ook tot nieuwe behandelinzichten met betrekking tot allerlei pijnproblemen, in het bijzonder op het vlak van musculoskeletale pijn waar 'thinking beyond muscles and joints' [105] al lang geen holle frase meer is. Ook op andere domeinen zoals pediatrische pijn, geriatrische pijn, oncologische pijn inclusief pijn na kanker, reumatologie, orthopedie, chirurgie en langzaamaan ook in de sportwereld, groeit het besef dat de pijnneurowetenschappelijke inzichten kunnen leiden tot geheel andere behandelinzichten en verbeterde behandelmethoden.

In het vervolg van dit boek komen de verschillende aspecten van de implementatie van de pijnneurowetenschappen in de dagelijkse praktijk aan bod. We beginnen met de differentiaaldiagnostiek tussen de verschillende pijntypen [78, 121], gevolgd door het klinisch redeneren op basis van pijnneurowetenschappelijke inzichten en tot slot het behandelen [21, 45, 64, 122, 123].

Literatuur

1. Treede RD, Jensen TS, Campbell JN, Cruccu G, Dostrovsky JO, Griffin JW, et al. Neuropathic pain: redefinition and a grading system for clinical and research purposes. Neurology. 2008;70(18):1630–5.
2. Haroutiunian S, Nikolajsen L, Finnerup NB, Jensen TS. The neuropathic component in persistent postsurgical pain: a systematic literature review. Pain. 2013;154(1):95–102.
3. Haanpää MTR. Diagnosis and classification of neuropathic pain. Pain Clin Update. 2010;XVII(7) (▶ http://iasp.files.cms-plus.com/Content/ContentFolders/Publications2/PainClinicalUpdates/ Archives/PCU_18-7_final_1390260761555_9.pdf).
4. Staud R, Smitherman ML. Peripheral and central sensitization in fibromyalgia: pathogenetic role. Curr Pain Headache Rep. 2002;6(4):259–66.
5. Baranauskas G, Nistri A. Sensitization of pain pathways in the spinal cord: cellular mechanisms. Prog Neurobiol. 1998;54(3):349–65.
6. Mendell LM, Wall PD. Responses of single dorsal cord cells to peripheral cutaneous unmyelinated fibres. Nature. 1965;206:97–9.
7. Staud R, Robinson ME, Price DD. Temporal summation of second pain and its maintenance are useful for characterizing widespread central sensitization of fibromyalgia patients. J Pain. 2007;8(11):893–901.
8. Meeus M, Nijs J. Central sensitization: a biopsychosocial explanation for chronic widespread pain in patients with fibromyalgia and chronic fatigue syndrome. Clin Rheumatol. 2007;26(4):465–73.
9. Millan MJ. Descending control of pain. Prog Neurobiol. 2002;66(6):355–474.
10. Suzuki R, Morcuende S, Webber M, Hunt SP, Dickenson AH. Superficial NK1-expressing neurons control spinal excitability through activation of descending pathways. Nat Neurosci. 2002;5(12):1319–26.
11. Zusman M. Forebrain-mediated sensitization of central pain pathways: 'non-specific' pain and a new image for MT. Man Ther. 2002;7(2):80–8.
12. Ursin H, Eriksen HR. Sensitization, subjective health complaints, and sustained arousal. Ann N Y Acad Sci. 2001;933:119–29.
13. Purves D, Augustine G, Fitzpatrick D, Katz L, LaMantia A, McNamara J. In: Purves D, Augustine G, Fitzpatrick D, Katz L, LaMantia A-S, McNamara J, Redacteur. Neuroscience. Sunderland: Sinauer Associations; 1997.
14. Pertovaara A. Noradrenergic pain modulation. Prog Neurobiol. 2006;80(2):53–83.

15. Woolf CJ, Salter MW. Neuronal plasticity: increasing the gain in pain. Science. 2000;288(5472):1765–9.

16. Le Bars D, Villanueva L. Electrophysiological evidence for the activation of descending inhibitory controls by nociceptive afferent pathways. Prog Brain Res. 1988;77:275–99.

17. Staud R, Robinson ME, Price DD. Isometric exercise has opposite effects on central pain mechanisms in fibromyalgia patients compared to normal controls. Pain. 2005;118(1–2):176–84.

18. Price DD, Staud R, Robinson ME, Mauderli AP, Cannon R, Vierck CJ. Enhanced temporal summation of second pain and its central modulation in fibromyalgia patients. Pain. 2002;99(1–2):49–59.

19. Banic B, Petersen-Felix S, Andersen OK, Radanov BP, Villiger PM, Arendt-Nielsen L, Curatolo M. Evidence for spinal cord hypersensitivity in chronic pain after whiplash injury and in fibromyalgia. Pain. 2004;107(1–2):7–15.

20. Daenen L, Nijs J, Roussel N, Wouters K, Van Loo M, Cras P. Dysfunctional pain inhibition in patients with chronic whiplash-associated disorders: an experimental study. Clin Rheumatol. 2013;32(1):23–31.

21. Nijs J, Kosek E, Van Oosterwijck J, Meeus M. Dysfunctional endogenous analgesia during exercise in patients with chronic pain: to exercise or not to exercise? Pain Physician 2012;15(3 Suppl):ES205–13.

22. Van Oosterwijck J, Nijs J, Meeus M, Van Loo M, Paul L. Lack of endogenous pain inhibition during exercise in people with chronic whiplash associated disorders: an experimental study. J Pain. 2012;13(3):242–54.

23. Kosek E, Ekholm J, Hansson P. Modulation of pressure pain thresholds during and following isometric contraction in patients with fibromyalgia and in healthy controls. Pain. 1996;64(3):415–23.

24. Whiteside A, Hansen S, Chaudhuri A. Exercise lowers pain threshold in chronic fatigue syndrome. Pain. 2004;109(3):497–9.

25. Van Oosterwijck J, Nijs J, Meeus M, Lefever I, Huybrechts L, Lambrecht L, Paul L. Pain inhibition and postexertional malaise in myalgic encephalomyelitis/chronic fatigue syndrome: an experimental study. J Intern Med. 2010;268(3):265–78.

26. Meeus M, Roussel NA, Truijen S, Nijs J. Reduced pressure pain thresholds in response to exercise in chronic fatigue syndrome but not in chronic low back pain: an experimental study. J Rehabil Med. 2010;42(9):884–90.

27. Martins DF, Bobinski F, Mazzardo-Martins L, Cidral-Filho FJ, Nascimento FP, Gadotti VM, Santos AR. Ankle joint mobilization decreases hypersensitivity by activation of peripheral opioid receptors in a mouse model of postoperative pain. Pain Med. 2012;13(8):1049–58.

28. Martins DF, Mazzardo-Martins L, Cidral-Filho FJ, Stramosk J, Santos AR. Ankle joint mobilization affects postoperative pain through peripheral and central adenosine A1 receptors. Phys Ther. 2013;93(3):401–12.

29. Sluka KA, Skyba DA, Radhakrishnan R, Leeper BJ, Wright A. Joint mobilization reduces hyperalgesia associated with chronic muscle and joint inflammation in rats. J Pain. 2006;7(8):602–7.

30. Coronado RA, Gay CW, Bialosky JE, Carnaby GD, Bishop MD, George SZ. Changes in pain sensitivity following spinal manipulation: a systematic review and meta-analysis. J Electromyogr Kinesiol. 2012;22(5):752–67.

31. Wall B, Melzack R. Textbook of pain. 3rd ed. London: Churchill-Livingstone; 1994.

32. Peyron R, Laurent B, Garcia-Larrea L. Functional imaging of brain responses to pain. A review and meta-analysis. Neurophysiol Clin. 2000;30(5):263–88.

33. Lee MC, Zambreanu L, Menon DK, Tracey I. Identifying brain activity specifically related to the maintenance and perceptual consequence of central sensitization in humans. J Neurosci. 2008;28(45):11642–9.

34. Li Z, Wang J, Chen L, Zhang M, Wan Y. Basolateral amygdala lesion inhibits the development of pain chronicity in neuropathic pain rats. PLoS One. 2013;8(8):e70921.

35. Kattoor J, Gizewski ER, Kotsis V, Benson S, Gramsch C, Theysohn N, et al. Fear conditioning in an abdominal pain model: neural responses during associative learning and extinction in healthy subjects. PLoS One. 2013;8(2):26.

36. Schiller D, Kanen JW, Ledoux JE, Monfils MH, Phelps EA. Extinction during reconsolidation of threat memory diminishes prefrontal cortex involvement. Proc Natl Acad Sci U S A. 2013;110(50):20040–5.

37. Hadjikhani N, Ward N, Boshyan J, Napadow V, Maeda Y, Truini A, et al. The missing link: enhanced functional connectivity between amygdala and visceroceptive cortex in migraine. Cephalalgia. 2013;29:29.

38. Kim JY, Kim SH, Seo J, Han SW, Nam EJ, Kim SK, et al. Increased power spectral density in resting-state pain-related brain networks in fibromyalgia. Pain. 2013;154(9):1792–7.

39. Schwedt TJ, Schlaggar BL, Mar S, Nolan T, Coalson RS, Nardos B, et al. Atypical resting-state functional connectivity of affective pain regions in chronic migraine. Headache. 2013;53(5):737–51.

40. Simons LE, Moulton EA, Linnman C, Carpino E, Becerra L, Borsook D. The human amygdala and pain: evidence from neuroimaging. Hum Brain Mapp. 2012;25(10):22199.

41. Schmid J, Theysohn N, Gass F, Benson S, Gramsch C, Forsting M, et al. Neural mechanisms mediating positive and negative treatment expectations in visceral pain: a functional magnetic resonance imaging study on placebo and nocebo effects in healthy volunteers. Pain. 2013;154(11):2372–80.

42. Zusman M. Mechanisms of musculoskeletal physiotherapy. Phys Ther Rev. 2004;9:39–49.

43. Tucker K, Larsson AK, Oknelid S, Hodges P. Similar alteration of motor unit recruitment strategies during the anticipation and experience of pain. Pain. 2012;153(3):636–43.

44. Hodges PW, Tucker K. Moving differently in pain: a new theory to explain the adaptation to pain. Pain. 2011;152(3 Suppl):18.

45. Vlaeyen JWS, Morley SJ, Linton SJ, Boersma K, Jong J de. Pain-related fear. Exposure-based treatment of chronic pain. USA: IASP Press Seattle; 2012.

46. Leeuw M, Goossens ME, Breukelen GJ van, Jong JR de, Heuts PH, Smeets RJ, et al. Exposure in vivo versus operant graded activity in chronic low back pain patients: results of a randomized controlled trial. Pain. 2008;138(1):192–207.

47. Vlaeyen JW, Jong J de, Geilen M, Heuts PH, Breukelen G van. The treatment of fear of movement/(re)injury in chronic low back pain: further evidence on the effectiveness of exposure in vivo. Clin J Pain. 2002;18(4):251–61.

48. Jong JR de, Vlaeyen JW, Onghena P, Cuypers C, Hollander M den, Ruijgrok J. Reduction of pain-related fear in complex regional pain syndrome type I: the application of graded exposure in vivo. Pain. 2005;116(3):264–75.

49. Jong JR de, Vangronsveld K, Peters ML, Goossens ME, Onghena P, Bulte I, Vlaeyen JW. Reduction of pain-related fear and disability in post-traumatic neck pain: a replicated single-case experimental study of exposure in vivo. J Pain. 2008;9(12):1123–34.

50. Jong JR de, Vlaeyen JW, Eijsden M van, Loo C, Onghena P. Reduction of pain-related fear and increased function and participation in work-related upper extremity pain (WRUEP): effects of exposure in vivo. Pain. 2012;153(10):2109–18.

51. Gray AM, Pounds-Cornish E, Eccles FJ, Aziz TZ, Green AL, Scott RB. Deep brain stimulation as a treatment for neuropathic pain: a longitudinal study addressing neuropsychological outcomes. J Pain. 2014;15(3):283–92.

52. Wu D, Wang S, Stein JF, Aziz TZ, Green AL. Reciprocal interactions between the human thalamus and periaqueductal gray may be important for pain perception. Exp Brain Res. 2014;232(2):527–34.

53. Carlson JD, Maire JJ, Martenson ME, Heinricher MM. Sensitization of pain-modulating neurons in the rostral ventromedial medulla after peripheral nerve injury. J Neurosci. 2007;27(48):13222–31.

54. Yanagisawa K, Masui K, Furutani K, Nomura M, Ura M, Yoshida H. Does higher general trust serve as a psychosocial buffer against social pain? An NIRS study of social exclusion. Soc Neurosci. 2011;6(2):190–7.

55. Eisenberger NI, Lieberman MD, Williams KD. Does rejection hurt? An FMRI study of social exclusion. Science. 2003;302(5643):290–2.

56. Panksepp J. Neuroscience. Feeling the pain of social loss. Science. 2003;302(5643):237–9.

57. DeLongis A, Holtzman S. Coping in context: the role of stress, social support, and personality in coping. J Pers. 2005;73(6):1633–56.

58. Nijs J, Inghelbrecht E, Daenen L, Hachimi-Idrissi S, Hens L, Willems B, et al. Long-term functioning following whiplash injury: the role of social support and personality traits. Clin Rheumatol. 2011;30(7):927–35.

59. Lamm C, Decety J, Singer T. Meta-analytic evidence for common and distinct neural networks associated with directly experienced pain and empathy for pain. Neuroimage. 2011;54(3):2492–502.

60. Taylor JJ, Borckardt JJ, George MS. Endogenous opioids mediate left dorsolateral prefrontal cortex rTMS-induced analgesia. Pain. 2012;153(6):1219–25.

61. Seminowicz DA, Davis KD. Cortical responses to pain in healthy individuals depends on pain catastrophizing. Pain. 2006;120(3):297–306.

62. Atlas LY, Wager TD. How expectations shape pain. Neurosci Lett. 2012;520(2):140–8.

63. Kong J, Kaptchuk TJ, Polich G, Kirsch I, Gollub RL. Placebo analgesia: findings from brain imaging studies and emerging hypotheses. Rev Neurosci. 2007;18(3–4):173–90.

64. Puentedura EJ, Louw A. A neuroscience approach to managing athletes with low back pain. Phys Ther Sport. 2012;13(3):123–33.

65. Woolf CJ. Central sensitization: implications for the diagnosis and treatment of pain. Pain. 2011;152(3 Suppl):S2–15.

66. Meyer RA, Campbell IT, Raja SN. Peripheral neural mechanisms of nociception. In: Wall PD, Melzack R, Redacteur. Textbook of pain. 3rd ed. Edinburgh: Churchill Livingstone; 1995. pp. 13–44.

67. Oosterwijck J van, Nijs J, Meeus M, Paul L. Evidence for central sensitization in chronic whiplash: a systematic literature review. Eur J Pain. 2013;17(3):299–312.

68. Roussel NA, Nijs J, Meeus M, Mylius V, Fayt C, Oostendorp R. Central sensitization and altered central pain processing in chronic low back pain: fact or myth? Clin J Pain. 2013;29(7):625–38.

69. Lluch Girbes E, Nijs J, Torres-Cueco R, Lopez Cubas C. Pain treatment for patients with osteoarthritis and central sensitization. Phys Ther. 2013;93(6):842–51.

70. Ashina S, Bendtsen L, Ashina M. Pathophysiology of tension-type headache. Curr Pain Headache Rep. 2005;9(6):415–22.

71. Perrotta A, Serrao M, Sandrini G, Burstein R, Sances G, Rossi P, et al. Sensitisation of spinal cord pain processing in medication overuse headache involves supraspinal pain control. Cephalalgia. 2010;30(3):272–84.

72. Nijs J, Meeus M, Van Oosterwijck J, Ickmans K, Moorkens G, Hans G, De Clerck LS. In the mind or in the brain? Scientific evidence for central sensitisation in chronic fatigue syndrome. Eur J Clin Invest. 2012;42(2):203–12.

73. Meeus M, Vervisch S, De Clerck LS, Moorkens G, Hans G, Nijs J. Central sensitization in patients with rheumatoid arthritis: a systematic literature review. Semin Arthritis Rheum. 2012;41(4):556–67.

74. Wilgen CP van, Konopka KH, Keizer D, Zwerver J, Dekker R. Do patients with chronic patellar tendinopathy have an altered somatosensory profile? – A quantitative sensory testing (QST) study. Scand J Med Sci Sports. 2013;23(2):149–55.

75. Paul TM, Soo Hoo J, Chae J, Wilson RD. Central hypersensitivity in patients with subacromial impingement syndrome. Arch Phys Med Rehabil. 2012;93(12):2206–9.

76. Coombes BK, Bisset L, Vicenzino B. Thermal hyperalgesia distinguishes those with severe pain and disability in unilateral lateral epicondylalgia. Clin J Pain. 2012;28(7):595–601.

77. Fernandez-Carnero J, Fernandez-de-Las-Penas C, Llave-Rincon AI de la, Ge HY, Arendt-Nielsen L. Widespread mechanical pain hypersensitivity as sign of central sensitization in unilateral epicondylalgia: a blinded, controlled study. Clin J Pain. 2009;25(7):555–61.

78. Nijs J, Van Houdenhove B, Oostendorp RA. Recognition of central sensitization in patients with musculoskeletal pain: application of pain neurophysiology in manual therapy practice. Man Ther. 2010;15(2):135–41.

79. Staud R, Craggs JG, Perlstein WM, Robinson ME, Price DD. Brain activity associated with slow temporal summation of C-fiber evoked pain in fibromyalgia patients and healthy controls. Eur J Pain. 2008;12(8):1078–89.

80. Yarnitsky D. Conditioned pain modulation (the diffuse noxious inhibitory control-like effect): its relevance for acute and chronic pain states. Curr Opin Anaesthesiol. 2010;23(5):611–5.

81. Meeus M, Nijs J, Van de Wauwer N, Toeback L, Truijen S. Diffuse noxious inhibitory control is delayed in chronic fatigue syndrome: an experimental study. Pain. 2008;139(2):439–48.

82. Filatova E, Latysheva N, Kurenkov A. Evidence of persistent central sensitization in chronic headaches: a multi-method study. J Headache Pain. 2008;9(5):295–300.

83. Raphael KG, Janal MN, Nathan S, Cook DB, Staud R. Temporal summation of heat pain in temporomandibular disorder patients. J Orofac Pain. 2009;23(1):54–64.

84. Seifert F, Maihofner C. Central mechanisms of experimental and chronic neuropathic pain: findings from functional imaging studies. Cell Mol Life Sci. 2009;66(3):375–90.
85. Zhuo M. A synaptic model for pain: long-term potentiation in the anterior cingulate cortex. Mol Cell. 2007;23(3):259–71.
86. Suarez-Roca H, Leal L, Silva JA, Pinerua-Shuhaibar L, Quintero L. Reduced GABA neurotransmission underlies hyperalgesia induced by repeated forced swimming stress. Behav Brain Res. 2008;189(1):159–69.
87. Slimani H, Danti S, Ricciardi E, Pietrini P, Ptito M, Kupers R. Hypersensitivity to pain in congenital blindness. Pain. 2013;154(10):1973–8.
88. Slimani H, Danti S, Ptito M, Kupers R. Pain perception is increased in congenital but not late onset blindness. PLoS One. 2014;9(9):e107281.
89. McCabe CS, Haigh RC, Shenker NG, Lewis J, Blake DR. Phantoms in rheumatology. Novartis Found Symp. 2004;260:154–74 (discussion 74–8, 277–9).
90. Wand BM, Tulloch VM, George PJ, Smith AJ, Goucke R, O'Connell NE, Moseley GL. Seeing it helps: movement-related back pain is reduced by visualization of the back during movement. Clin J Pain. 2012;28(7):602–8.
91. Diers M, Zieglgansberger W, Trojan J, Drevensek AM, Erhardt-Raum G, Flor H. Site-specific visual feedback reduces pain perception. Pain. 2013;154(6):890–6.
92. Daenen L, Nijs J, Roussel N, Wouters K, Cras P. Altered perception of distorted visual feedback occurs soon after whiplash injury: an experimental study of central nervous system processing. Pain Physician. 2012;15(5):405–13.
93. Daenen L, Nijs J, Roussel N, Wouters K, Van Loo M, Cras P. Sensorimotor incongruence exacerbates symptoms in patients with chronic whiplash associated disorders: an experimental study. Rheumatology (Oxford). 2012;51(8):1492–9.
94. Grunnesjo MI, Bogefeldt JP, Blomberg SI, Strender LE, Svardsudd KF. A randomized controlled trial of the effects of muscle stretching, manual therapy and steroid injections in addition to 'stay active' care on health-related quality of life in acute or subacute low back pain. Clin Rehabil. 2011;25(11):999–1010.
95. Surenkok O, Aytar A, Baltaci G. Acute effects of scapular mobilization in shoulder dysfunction: a double-blind randomized placebo-controlled trial. J Sport Rehabil. 2009;18(4):493–501.
96. Brantingham JW, Cassa TK, Bonnefin D, Pribicevic M, Robb A, Pollard H, et al. Manipulative and multimodal therapy for upper extremity and temporomandibular disorders: a systematic review. J Manipulative Physiol Ther. 2013;36(3):143–201.
97. Struyf F, Nijs J, Mollekens S, Jeurissen I, Truijen S, Mottram S, Meeusen R. Scapular-focused treatment in patients with shoulder impingement syndrome: a randomized clinical trial. Clin Rheumatol. 2013;32(1):73–85.
98. Sterling M. Differential development of sensory hypersensitivity and a measure of spinal cord hyperexcitability following whiplash injury. Pain. 2010;150(3):501–6.
99. Curatolo M, Petersen-Felix S, Arendt-Nielsen L, Giani C, Zbinden AM, Radanov BP. Central hypersensitivity in chronic pain after whiplash injury. Clin J Pain. 2001;17(4):306–15.
100. Staud R. Evidence of involvement of central neural mechanisms in generating fibromyalgia pain. Curr Rheumatol Rep. 2002;4(4):299–305.
101. Kaya S, Hermans L, Willems T, Roussel N, Meeus M. Central sensitization in urogynecological chronic pelvic pain: a systematic literature review. Pain Physician 2013;16(4):291–308.
102. Smart KM, Blake C, Staines A, Doody C. Self-reported pain severity, quality of life, disability, anxiety and depression in patients classified with 'nociceptive', 'peripheral neuropathic' and 'central sensitisation' pain. The discriminant validity of mechanisms-based classifications of low back (+/- leg) pain. Man Ther. 2012;17(2):119–25.
103. Sterling M, Jull G, Vicenzino B, Kenardy J. Sensory hypersensitivity occurs soon after whiplash injury and is associated with poor recovery. Pain. 2003;104(3):509–17.
104. Jull G, Sterling M, Kenardy J, Beller E. Does the presence of sensory hypersensitivity influence outcomes of physical rehabilitation for chronic whiplash? – A preliminary RCT. Pain. 2007;129(1–2):28–34.
105. Nijs J, Roussel N, Paul van Wilgen C, Koke A, Smeets R. Thinking beyond muscles and joints: therapists' and patients' attitudes and beliefs regarding chronic musculoskeletal pain are key to applying effective treatment. Man Ther. 2013;18(2):96–102.

106. McLean SA, Clauw DJ, Abelson JL, Liberzon I. The development of persistent pain and psychological morbidity after motor vehicle collision: integrating the potential role of stress response
systems into a biopsychosocial model. Psychosom Med. 2005;67(5):783–90.

107. Quintero L, Cardenas R, Suarez-Roca H. Stress-induced hyperalgesia is associated with a
reduced and delayed GABA inhibitory control that enhances post-synaptic NMDA receptor
activation in the spinal cord. Pain. 2011;152(8):1909–22.

108. Gaab J, Baumann S, Budnoik A, Gmunder H, Hottinger N, Ehlert U. Reduced reactivity and
enhanced negative feedback sensitivity of the hypothalamus-pituitary-adrenal axis in chronic
whiplash-associated disorder. Pain. 2005;119(1–3):219–24.

109. Van Den Eede F, Moorkens G, Van Houdenhove B, Cosyns P, Claes SJ. Hypothalamic-pituitary-
adrenal axis function in chronic fatigue syndrome. Neuropsychobiology. 2007;55(2):112–20.

110. Tak LM, Cleare AJ, Ormel J, Manoharan A, Kok IC, Wessely S, Rosmalen JG. Meta-analysis and
meta-regression of hypothalamic-pituitary-adrenal axis activity in functional somatic disorders. Biol Psychol. 2011;87(2):183–94.

111. Neeck G, Crofford LJ. Neuroendocrine perturbations in fibromyalgia and chronic fatigue syndrome. Rheum Dis Clin North Am. 2000;26(4):989–1002.

112. Wingenfeld K, Heim C, Schmidt I, Wagner D, Meinlschmidt G, Hellhammer DH. HPA axis reactivity and lymphocyte glucocorticoid sensitivity in fibromyalgia syndrome and chronic pelvic
pain. Psychosom Med. 2008;70(1):65–72.

113. Muhtz C, Rodriguez-Raecke R, Hinkelmann K, Moeller-Bertram T, Kiefer F, Wiedemann K, et al.
Cortisol response to experimental pain in patients with chronic low back pain and patients
with major depression. Pain Med. 2013;14(4):498–503.

114. Martenson ME, Cetas JS, Heinricher MM. A possible neural basis for stress-induced hyperalgesia. Pain. 2009;142(3):236–44.

115. Khasar SG, Burkham J, Dina OA, Brown AS, Bogen O, Alessandri-Haber N, et al. Stress induces a
switch of intracellular signaling in sensory neurons in a model of generalized pain. J Neurosci.
2008;28(22):5721–30.

116. Gockel M, Lindholm H, Niemisto L, Hurri H. Perceived disability but not pain is connected
with autonomic nervous function among patients with chronic low back pain. J Rehabil Med.
2008;40(5):355–8.

117. Tak LM, Riese H, Bock GH de, Manoharan A, Kok IC, Rosmalen JG. As good as it gets? A meta-
analysis and systematic review of methodological quality of heart rate variability studies in
functional somatic disorders. Biol Psychol. 2009;82(2):101–10.

118. Barakat A, Vogelzangs N, Licht CM, Geenen R, MacFarlane GJ, Geus EJ de, et al. Dysregulation
of the autonomic nervous system and its association with the presence and intensity of chronic widespread pain. Arthritis Care Res (Hoboken). 2012;64(8):1209–16.

119. Williams DP, Chelimsky G, McCabe NP, Koenig J, Singh P, Janata J, et al. Effects of chronic pelvic
pain on heart rate variability in women. J Urol. 2015;194(5):1289–94.

120. De Couck M, Nijs J, Gidron Y. You may need a nerve to treat pain: the neurobiological rationale
for vagal nerve activation in pain management. Clin J Pain. 2014;30(12):1099–105.

121. Smart KM, Blake C, Staines A, Doody C. The discriminative validity of 'nociceptive', 'peripheral
neuropathic', and 'central sensitization' as mechanisms-based classifications of musculoskeletal
pain. Clin J Pain. 2011;27(8):655–63.

122. Nijs J, Van Houdenhove B. From acute musculoskeletal pain to chronic widespread pain and
fibromyalgia: application of pain neurophysiology in manual therapy practice. Man Ther.
2009;14(1):3–12.

123. Nijs J, Meeus M, Cagnie B, Roussel N, Van Oosterwijck J, Danneels L. A modern neuroscience
approach to chronic spinal pain: combining pain neuroscience education with cognition-
targeted motor control training. Phys Ther. 2014;94(5):730–8 (Submitted – under review).

Klinische herkenning van centrale sensitisatiepijn en differentiaaldiagnostiek met neuropathische en nociceptieve pijn

J. Nijs, *Centrale sensitisatiepijn in de klinische praktijk*,
DOI 10.1007/978-90-368-0925-2_3, © 2016 Bohn Stafleu van Loghum, onderdeel van Springer Media BV

3.1 Noodzaak van goede diagnostiek met herkennen van klinische beelden gedomineerd door centrale sensitisatie

Centrale sensitisatie is inmiddels uitgebreid bestudeerd bij tal van uiteenlopende chronische pijnproblemen, variërend van artrose, schouderpijn tot lage rugpijn, hoofdpijn en fibromyalgie. Op basis van dat onderzoek kunnen we langzaamaan besluiten dat centrale sensitisatie klinisch van belang is.

In verschillende werelddelen is immers herhaaldelijk aangetoond dat centrale sensitisatie de *overgang van acute naar chronische pijn* post-whiplash *moduleert* [1, 2]. Dit betekent dat het al in de eerste (sub)acute periode na het whiplashtrauma duidelijk wordt of iemand een chronisch pijnprobleem of spontaan herstel zal gaan vertonen: slachtoffers van een whiplashtrauma die in de (sub)acute fase (7 tot 10 dagen na het trauma) weinig uitingen van sensitisatie vertonen, hebben een grotere kans op spontaan herstel en omgekeerd.

Ook bij lage rugpijn is er bewijs voor het klinisch belang van centrale sensitisatie: bij naar schatting één op de vier patiënten met chronische lage rugpijn is centrale sensitisatie het dominante pijnmechanisme. Patiënten met chronische lage rugpijn met centrale sensitisatie als het dominante pijnmechanisme vertonen een *hogere pijnintensiteit* en een *beduidend lagere levenskwaliteit* dan chronische lage rugpijn-patiënten bij wie centrale sensitisatie niet het dominante pijnmechanisme is [3, 4]. Opmerkelijk daarbij is, dat neuropathische lage rugpijn minder invaliderend is dan centrale sensitisatie lage rugpijn. Hetzelfde geldt voor artrose: ook daar is centrale sensitisatie aanwezig bij een subgroep van de populatie. Wanneer centrale sensitisatie echter dominant aanwezig is, dan zal de invaliditeit veel groter zijn met een hogere pijnintensiteit, meer verspreide pijnverdeling in het lichaam en een lagere levenskwaliteit [5].

Op deze wijze kunnen we nog wel even doorgaan. Een laatste voorbeeld illustreert ook de brede relevantie van de centrale sensitisatieproblematiek. Tennisellebogen en ook schouderpijn zijn tot op de dag van vandaag altijd als een lokaal fenomeen beschouwd, maar inmiddels weten we dat beide 'perifere' pijnproblemen soms gedomineerd worden door centrale sensitisatie. Voor chronische schouderpijn is daarvoor consistent bewijs uit een reeks onafhankelijke studies [6] en ook voor de unilaterale tennisellebogen zijn er alleen maar consistente bevindingen suggestief voor de aanwezigheid van centrale sensitisatie [7, 8]. Zoals hiervoor al toegelicht voor artrose en lage rugpijn, geldt ook voor de unilaterale tennisellebogen, dat meer centrale sensitisatie gelijkstaat aan meer pijn [7].

Van belang is, dat deze voorbeelden illustreren dat centrale sensitisatie, wanneer dominant aanwezig, niet zomaar een epifenomeen is, maar wel degelijk klinisch van belang is. Deze bewering wordt verder onderbouwd door uitkomsten van therapiestudies, waaruit blijkt dat de mate van *centrale sensitisatie* het *therapie-effect medieert*. Dat werd voor het eerst vastgesteld bij onderzoek naar oefentherapie voor patiënten met chronische pijn na whiplash [9]. In eigen, nog ongepubliceerd, onderzoek naar een nieuwe vorm van elektrotherapie voor chronische lage rugpijn bleek de mate van centrale sensitisatie ook het therapie-effect te mediëren.

Het mag duidelijk zijn dat niet alle chronische pijnpatiënten per definitie een klinisch beeld hebben dat gedomineerd wordt door centrale sensitisatie. Bij medische diagnosen zoals fibromyalgie, prikkelbaredarmsyndroom en myalgische encefalomyelitis/chronischevermoeidheidssyndroom is er kenmerkend een dominante

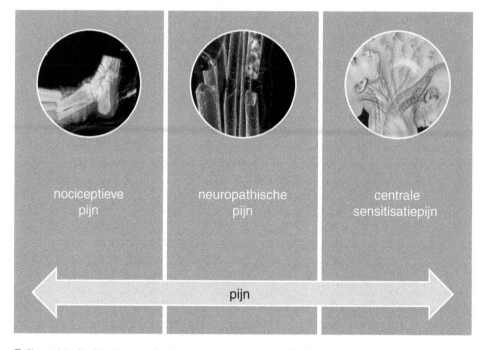

◘ Figuur 3.1   De drie pijntypen: dominant nociceptieve, neuropathische en centrale sensitisatiepijn, met als voorbeelden respectievelijk een onderbeenfractuur, schade aan zenuwen en pijn na whiplash.

centrale sensitisatiepijn [10–13]. Ook bij chronische pijn post-whiplash, zeker wanneer de invaliditeit en pijnintensiteit erg groot zijn, stijgt de kans op een dominant centraal sensitisatiebeeld sterk. Bij atraumatische chronische nekpijn vond men echter weinig tot geen bewijs voor de aanwezigheid van centrale sensitisatie [14]. Eerdergenoemde voorbeelden van patiënten met artrose, tenniselleboog, schouderpijn en lage rugpijn zijn groepen pijnpatiënten waarvan de minderheid een klinisch beeld vertoont dat gedomineerd wordt door centrale sensitisatie. Daarom is goede differentiaaldiagnostiek noodzakelijk.

In dit hoofdstuk reiken we de clinicus praktijkrichtlijnen aan voor de differentiaaldiagnostiek tussen de drie grote pijntypen: dominant nociceptieve, neuropathische en centrale sensitisatiepijn (◘ fig. 3.1). Deze verdeling in drie pijntypen is mede een gevolg van de verstrengeling van de diagnostische criteria voor neuropathische pijn, waarbij objectieve schade (traumatisch of door een ziekte) aan het zenuwstelsel gerelateerd moet worden aan de aanwezige chronische pijnproblematiek [15, 16]. In oudere definities van neuropathische pijn was het immers voldoende dat er een 'disfunctie' van het zenuwstelsel aanwezig was, waardoor bijvoorbeeld ook centrale sensitisatie bij patiënten post-whiplash als neuropathische pijn kon beschouwd worden. Hierdoor is neuropathische pijn nu uitgesloten voor aandoeningen als fibromyalgie, het chronischevermoeidheidssyndroom, lage rugpijn of schouderpijn. Bovendien moet de aanwezige pijn neuroanatomisch logisch zijn [15, 16], wat bijvoorbeeld bij fibromyalgie en sommige patiënten met hoofdpijn, whiplashpijn en artrose niet het geval is.

Om al deze redenen zijn achttien pijnexperts vanuit zeven verschillende landen, onder hen een aantal onderzoekers van de Pain in Motion internationale onderzoeksgroep (► www.paininmotion.be), aan de slag gegaan om diagnostische criteria op te stellen voor de differentiaaldiagnostiek tussen dominant nociceptieve, neuropathische en centrale sensitisatiepijn [17].[1] Deze criteria zijn inmiddels gespecificeerd voor de lage rugpijnpopulatie [18][2] en voor pijn na kanker (ter publicatie aangeboden). In dit hoofdstuk wordt hiervan verslag gedaan. In het volgende hoofdstuk wordt dit geïllustreerd aan de hand van een casus (met de nadruk op het klinisch redeneren vanaf de initiële diagnostiek tot en met de behandeling).

Tot slot willen we vermelden dat deze differentiaaldiagnostiek niet alleen geschikt is voor chronische pijnpatiënten. Uit onderzoek bij mensen weten we dat zeven dagen voldoende is om klinisch observeerbare tekenen van centrale sensitisatie te registreren [1, 2]. Bovendien verduidelijkten we eerder in de inleiding van dit hoofdstuk al het belang van centrale sensitisatie voor de transitie van acute naar chronische pijn. Het verdient dus aanbeveling om *centrale sensitisatie vroegtijdig* (in de acute of subacute fase) te *herkennen.*

3.2 Klinische werkmethode voor de differentiaaldiagnostiek tussen dominant nociceptieve, neuropathische en centrale sensitisatiepijn

De klinische werkmethode voor de differentiaaldiagnostiek tussen dominant nociceptieve, neuropathische en centrale sensitisatiepijn bestaat uit twee stappen:
1. de diagnostiek of uitsluiting van de aanwezigheid van dominant neuropathische pijn;
2. de differentiaaldiagnostiek tussen dominant nociceptieve en centrale sensitisatiepijn.

Stap 2 omvat het screenen van drie criteria aan de hand van een beslisboom.

3.2.1 Stap 1: diagnostiek of uitsluiting van de aanwezigheid van dominant neuropathische pijn

Zoals ook in ▶ H. 2 aan bod kwam, wordt neuropathische pijn gedefinieerd als 'pijn als direct gevolg van een letsel of aandoening van het somatosensorisch deel van het zenuwstelsel' [16]. Neuropathische pijn kan gerelateerd zijn aan schade van het perifere (perifere zenuw of plexus) en centrale deel (brein en ruggenmerg) van het zenuwstelsel. In deze definitie van neuropathische pijn refereert de term 'letsel' aan bewijs voor de aanwezigheid van schade aan het zenuwstelsel. Dergelijk bewijs kan afkomstig zijn van diagnostische procedures (beeldvorming, EMG, biopten) of eerdere medische procedures (wat kan blijken uit het verslag van chirurgische procedures waarbij bijvoorbeeld een perifere zenuw of de plexus brachialis beschadigd werd). Een ander voorbeeld is dat zich littekenweefsel of fibrose van (perifere) zenuwen manifesteert bij patiënten die wegens kanker behandeld zijn met radiotherapie. Ook trauma's leiden vaak tot schade aan perifere zenuwen. Ongeveer 27 % van de patiënten ontwikkelt chronische postchirurgische pijn na een totale heup- of

---

1 Zie voor het originele document: ▶ www.painphysicianjournal.com/2014/september/2014;17;447–457.pdf (gratis te downloaden).

2 Zie voor het originele document: ▶ http://www.painphysicianjournal.com/2015/may/2015;18;E333–E346.pdf (gratis te downloaden).

knieprothese. Binnen deze patiëntengroep is het voorkomen van neuropathische pijn zeldzaam, met een aandeel van slechts 5,7 % van alle chronische postchirurgische pijn na een totale heup- of knieprothese [19].

De term 'aandoening' in de neuropathische pijndefinitie kan betrekking hebben op allerlei aandoeningen van het zenuwstelsel zoals de ziekte van Parkinson, multipele sclerose of cerebrovasculaire accidenten. Ook andere ziekten zijn frequent aanleiding voor objectieve schade aan het zenuwstelsel, denk maar aan diabetes, herpes (postherpesneuralgie) en kanker. Tot slot refereert het 'somatosensorisch deel van het zenuwstelsel' aan het nociceptieve, tactiele en proprioceptieve systeem, met andere woorden: dat deel van het zenuwstelsel dat meer interne stimuli (inclusief die van interne organen) opneemt en verwerkt dan externe stimuli (visus, horen).

Een ander kenmerk van neuropathische pijn is dat de locatie van neuropathische pijn *neuroanatomisch logisch* is, wat betekent dat de pijn zich moet beperken tot het innervatiegebied van de beschadigde zenuw (of deel van het zenuwstelsel) conform de somatotopische organisatie van het zenuwstelsel [15]. Neuropathische pijn wordt door patiënten vaak als 'brandend', 'schietend' of 'prikkend' beschreven, maar dit is niet altijd het geval en mag noch als noodzakelijke noch als voldoende voorwaarde voor het diagnosticeren van neuropathische pijn gebruikt worden.

Het sensorisch onderzoek is ook van groot belang voor het diagnosticeren van neuropathische pijn [16]. Dit sensorisch onderzoek omvat het testen van het functioneren van sensorische zenuwvezels met eenvoudige hulpmiddelen zoals een stemvork (voor het onderzoeken van de vibratiezin), een zachte borstel voor het evalueren van de tastzin en een koud/warm voorwerp voor het evalueren van temperatuurgevoeligheid. Hierbij richt de evaluatie zich op de relatie tussen de stimulus en de somatosensorische ervaring die deze bij de patiënt teweegbrengt [15]. De uitkomst van dit deel van het klinisch onderzoek kan velerlei zijn: hyperesthesie, hypo-estesie , hyperalgesie, hypoalgesie, allodynie, paresthesie, dysesthesie, nasensaties etc. Ook hier dient de locatie van de sensorische disfunctie neuroanatomisch logisch te zijn.

Neuropathische pijn

De aanwezigheid van neuropathische pijn betekent niet dat (dominante) centrale sensitisatiepijn is uitgesloten. Centrale sensitisatie is immers het neurofysiologisch mechanisme dat neuropathische pijn verklaart in de periode na de acute schade aan het zenuwstelsel. Bovendien breidt een initieel neuroanatomisch logische pijnverdeling zich bij een neuropathische pijnpatiënt uit naar lichaamszones die neuroanatomisch niet in verband kunnen worden gebracht met het gebied van schade aan het zenuwstelsel, of er vindt in hetzelfde (gesensitiseerde) segment uitbreiding van de klachten plaats naar de niet-aangedane zijde (met spiegelbeeldklachten tot gevolg – Engels 'mirror pain'). Dat is vaak een teken dat centrale sensitisatie het dominante pijnmechanisme wordt.

Voor een gedetailleerde beschrijving van de neuropathische pijncriteria kan de geïnteresseerde lezer terecht in de daarover beschikbare publicaties [15, 16, 20, 21]. Neuropathische pijn is ook frequent een oorzaak voor aanhoudende pijn na kanker. Hierover staat in het laatste deel van dit hoofdstuk meer informatie. Ook bij nek- en lage rugpijn is neuropathische pijn mogelijk, en ook dit wordt verderop in dit hoofdstuk verder toegelicht. Om het u als clinicus gemakkelijk te maken staan in ◘ tab. 3.1 de voornaamste klinische kenmerken van neuropathische pijn opgesomd.

> **❏ Tabel 3.1** Voornaamste klinische kenmerken van neuropathische pijn, waarbij het criterium van brandende, stekende of prikkende pijn geen noodzakelijke voorwaarde is voor de diagnose neuropathische pijn.
>
> – bewijs schade zenuwstelsel
> – medische oorzaak
> – neuroanatomisch logisch
> – brandend, stekend, prikkend
> – sensorische disfunctie logisch

3.2.2 Stap 2: differentiaaldiagnostiek tussen dominant nociceptieve en centrale sensitisatiepijn

Indien neuropathische pijn is uitgesloten, resten er twee mogelijkheden: dominant nociceptieve of centrale sensitisatiepijn. Ook wanneer er neuropathische pijn werd vastgesteld, is het soms relevant om ook te achterhalen of de eventueel aanwezige nociceptie momenteel in voldoende mate bijdraagt aan de actuele pijnervaring om (mede) als behandeldoel geïdentificeerd te worden. In dat geval kan er een gecombineerde neuropathische én nociceptieve pijn aanwezig zijn. Ook een *combinatie* van neuropathische en centrale sensitisatiepijn is mogelijk, zoals in stap 1 al toegelicht. In dat geval kan de verhoogde prikkelbaarheid zich hebben uitgebreid van het primaire gebied van schade aan het zenuwstelsel naar andere delen van het zenuwstelsel.

Meestal is het echter mogelijk om één dominant pijnmechanisme aan te duiden. Dat is ook aan te bevelen, omdat de behandelfocus daardoor scherper wordt. In deze stap 2 richten we ons op situaties waarbij neuropathische pijn is uitgesloten en er twee mogelijkheden resten: dominant nociceptieve of centrale sensitisatiepijn. Om deze differentiatie te maken, is het van belang te beseffen dat er ook bij acute letsels en inflammatoire processen sprake is van lokale, perifere sensitisatie (primaire hyperalgesie) [80]. Deze *adaptieve vorm van sensitisatie* moeten we als clinicus differentiëren van meer algemene (en maladaptieve) sensitisatiebeelden, waarover het gaat als we centrale sensitisatie als het dominante pijnmechanisme vooropstellen.

Om clinici een houvast te geven bij de differentiatie tussen dominant nociceptieve en centrale sensitisatiepijn kan men gebruikmaken van een beslisboom zoals weergegeven in ❏ fig. 3.2, met daarin drie te beantwoorden vragen per pijnpatiënt.

Criterium 1: pijnervaring die disproportioneel is aan de mate en aard van de eventueel aanwezige weefselschade en/of pathologie

Gelet op de betekenis van centrale sensitisatie ligt het voor de hand dat aan dit criterium moet worden voldaan om eventueel centrale sensitisatie als het dominante pijnmechanisme voorop te stellen. Centrale sensitisatie impliceert immers dat de eventueel aanwezige weefselschade en/of pathologie onmogelijk de vaak hoge mate van pijnintensiteit en ervaren beperkingen kan verklaren.

Typische voorbeelden zijn patiënten met chronische lage rugpijn van aspecifieke aard of patiënten die post-whiplash geen afwijkingen vertonen bij beeldvormende of andere gespecialiseerde onderzoeken, terwijl er toch uitgebreide en invaliderende pijnklachten zijn. Vroeger werd dit type 'onverklaarbare' pijn als psychiatrisch gelabeld, intussen weet men dankzij de ontwikkelingen in de pijnneurowetenschappen gelukkig beter. Een ander typevoorbeeld is de artrosepatiënt die slechts milde

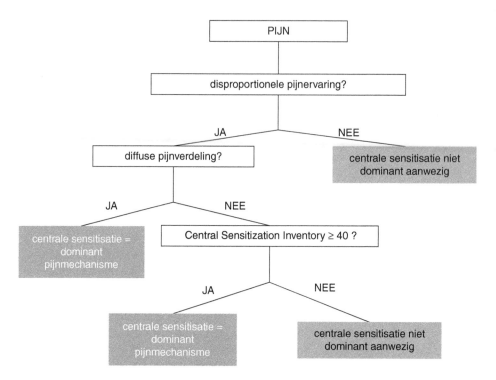

◻ **Figuur 3.2**   Beslisboom ter ondersteuning van de differentiaaldiagnostiek tussen dominant nociceptieve en centrale sensitisatiepijn.

'slijtage' op beeldvormend onderzoek laat zien ('*U kunt nog jaren door, voordat we de plaatsing van een prothese in overweging kunnen nemen*'), maar desondanks ernstige pijnklachten vertoont. Bij dominant nociceptieve pijn, zoals bij een acute beenbreuk, zien we een pijnintensiteit en bijbehorende invaliditeit die min of meer te relateren zijn aan de aanwezige weefselschade.

Om dit eerste criterium te screenen zijn de volgende stappen noodzakelijk.

1. Evalueer de bij de patiënt op dit moment aanwezige weefselschade, pathologie of objectieve disfuncties waarvan bekend is dat ze nociceptie kunnen genereren. Daaronder kunnen bijvoorbeeld ook myofasciale problemen vallen.
2. Evalueer de mate van pijn (pijnintensiteit in rust, tijdens beweging, tijdens de nacht etc.) alsook de door de patiënt ervaren beperkingen in het dagelijks leven.

Vervolgens wordt de informatie verkregen uit (1) en (2) met elkaar in balans gebracht en tracht men een antwoord te formuleren op de vraag:

Kunnen de aanwezige weefselschade, disfunctie(s) en/of pathologie de aanwezige pijnintensiteit en ervaren beperkingen verklaren?

Op deze vraag zijn verschillende antwoorden mogelijk:

— Ja, de patiënt vertoont weefselschade, disfunctie(s) en/of pathologie die de aanwezige pijnintensiteit en ervaren beperkingen kunnen verklaren. In dat geval is aan dit eerste criterium niet voldaan en lijkt het evident dat er sprake is van dominant nociceptieve pijn (◻ fig. 3.2).

- Neen, de patiënt vertoont wel weefselschade, disfunctie(s) en/of pathologie, maar die kunnen niet de aanwezige pijnintensiteit en ervaren beperkingen verklaren. In dat geval is aan dit eerste criterium van disproportionele pijn voldaan en dient de clinicus de twee resterende criteria te screenen (◙ fig. 3.2). De differentiaaldiagnostiek is nog niet ten einde.
- Neen, de patiënt vertoont geen of onvoldoende bewijs van actuele weefselschade, disfunctie(s) en/of pathologie om de aanwezige pijnintensiteit en ervaren beperkingen te verklaren. Ook in dit geval is aan het eerste criterium voldaan en dient de clinicus de twee resterende criteria te screenen (◙ fig. 3.2). De differentiaaldiagnostiek is nog niet ten einde.

Criterium 2: diffuse pijnverdeling, allodynie en hyperalgesie

Voor dit criterium komen we terug op wat voor de diagnose neuropathische pijn ook al cruciaal was: de aan- of afwezigheid van neuroanatomische logica in de aanwezige pijnverdeling bij de individuele pijnpatiënt. Hierbij stellen we voor dit criterium 2 de volgende vraag:

Stemt de verspreiding van de aanwezige pijn overeen met de anatomische localisatie van de aanwezige weefselschade, pathologie en/of disfunctie zoals vastgesteld bij de pijnpatiënt?

Dezelfde vraag kan gesteld worden met betrekking tot allodynie (het ervaren van pijn in reactie op niet-pijnlijke prikkels zoals het strijken over de huid met een penseel of het gewoon aanraken van het aangedane lidmaat) en hyperalgesie (het ervaren van veel meer pijn dan te verwachten is in reactie op pijnlijke prikkels zoals bij het gebruik van een mechanische drukalgometer). Ook hier zijn er weer meerdere antwoordmogelijkheden:

- Ja, de verspreiding van de aanwezige pijn stemt overeen met de anatomische lokalisatie van de aanwezige weefselschade, pathologie en/of disfunctie zoals vastgesteld bij de pijnpatiënt; er is dus sprake van *neuroanatomisch logische (plausibele) pijnverdeling*.

Patiënt met een supraspinatus tendinitis

Een typisch voorbeeld is een patiënt met een supraspinatus tendinitis die uitstralingspijn vertoont die beperkt blijft tot de laterale zijde van de bovenarm van de aangedane arm. Deze pijnverspreiding/uitstralingspijn is te verklaren door gebruik te maken van (in dit geval) dermatoom- en myotoomkaarten om de neuroanatomische samenhang van het gebied van uitstralingspijn in verband te brengen met de supraspinatus tendinitis. Wanneer diezelfde patiënt zonder bijkomende 'schade' of disfuncties ook aan zijn niet-aangedane zijde pijn begint te vertonen, of wanneer de pijn gaat uitstralen naar de volledige arm (zowel dorsaal als ventraal, en zowel proximaal als distaal), dan zou er niet langer sprake zijn van neuroanatomische logica.

- Neen, de verspreiding van de aanwezige pijn stemt niet overeen met de anatomische lokalisatie van de aanwezige weefselschade, pathologie en/of disfunctie zoals vastgesteld bij de pijnpatiënt; er kan dus *geen sprake zijn van een neuroanatomisch logische (plausibele) pijnverdeling*.

Casus: jonge vrouw met bilaterale hielpijn die niet meer kan wandelen

Een voorbeeld om dit te illustreren betreft een 33-jarige patiënte, die vanwege chronische en sterk invaliderende bilaterale *fasciitis plantaris* in behandeling kwam. De problematiek was jaren geleden begonnen met een unilaterale fasciitis plantaris. Naar eigen zeggen was deze geëvolueerd naar een bilateraal probleem door overbelasting van de initieel niet-aangedane zijde ter compensatie van het niet-kunnen gebruiken (steunname tijdens wandelen) van de aangedane zijde. De status praesens tijdens de initiële evaluatie omvatte ernstige beperkingen tijdens dagelijkse activiteiten zoals wandelen. Behalve zeer korte afstanden, kon ze niet meer zelfstandig wandelen, waardoor ze zich buitenshuis verplaatste met een rolstoel en binnenshuis met een rollator. Ze was hierdoor ook al een tijd arbeidsongeschikt en had haar hobby's zwemmen en wandelen moeten opgeven. De pijn was stekend en brandend van aard ter hoogte van beide hielen. Bij belasting van een van beide hielen, bijvoorbeeld door te lange steunname of wandelen, werd de pijn in alle hevigheid geprovoceerd en dit leidde ook tot zwelling van de pijnlijke voet(en). Eerder hadden andere therapeuten al opgemerkt, zo vertelde ze, dat de zwelling door haar op dat moment sterk wordt ervaren (gevoeld), maar visueel slechts beperkt zichtbaar was. Ook was er af en toe pijn ter hoogte van de linker knie, en regelmatig vrij hevige lage rugpijn.

Gespecialiseerd beeldvormend onderzoek heeft aangetoond dat de eerder via echografie vastgestelde fasciitis plantaris intussen helemaal genezen is, er ook geen sprake is van een mogelijk complex regionaal pijnsyndroom of lokale problematiek (botscanonderzoek was bijvoorbeeld negatief). Ook MRI-onderzoek van de lumbopelvische regio was volledig negatief, met uitzondering van wat zeer geringe, beginnende facettaire degeneratie. Eerdere lokale behandeling (manuele therapie en myofasciale therapie) resulteerde slechts in kortdurende verbetering. Ook het klinisch onderzoek van de lage rug, knie en enkel/voetregio levert geen bijzonderheden op, behalve een duidelijke allodynie en hyperalgesie in de beide enkel/voetregio's.

Deze casus suggereert op geen enkele wijze de aanwezigheid van neuropathische pijn. Aan het eerste criterium voor de differentiaaldiagnostiek tussen nociceptieve en centrale sensitisatiepijn is voldaan: neen, deze patiënte vertoont geen of onvoldoende bewijs van actuele weefselschade, disfunctie(s) en/of pathologie om de aanwezige pijnintensiteit en ervaren beperkingen te verklaren. We dus verder gegaan met het screenen van het tweede criterium. Op grond daarvan besluiten we dat de verspreiding van de aanwezige pijn niet overeenstemt met de anatomische lokalisatie van de eventueel aanwezige weefselschade, pathologie en/of disfunctie zoals bij haar vastgesteld; er is dus geen sprake van neuroanatomisch logische (plausibele) pijnverdeling. Er is bij haar op dit moment immers niet meteen een nociceptieve bron te identificeren, en zelfs als de fasciitis plantaris weer aanwezig zou zijn, dan nog verwachten we daardoor geen pijn ter hoogte van de lage rug of knie. Ook de verspreiding naar de heterolaterale zijde (spiegelpijn) is kenmerkend bij patiënten met een door centrale sensitisatie gedomineerde pijnklacht.

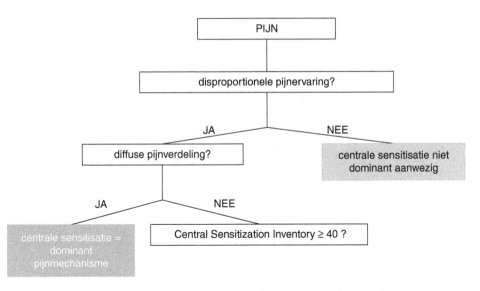

Figuur 3.3 Verloop van de klinische redenering bij de differentiaaldiagnostiek tussen dominant nociceptieve en centrale sensitisatiepijn tot en met het screenen van criterium 2.

Eigenlijk kunnen we bij deze patiënte met fasciitis plantaris op dit moment in de differentiaaldiagnostiek al besluiten dat er sprake is van een door centrale sensitisatie gedomineerd klachtenbeeld (zie ◘ fig. 3.3). Hiervoor zoeken we verder bevestiging door ook criterium 3 te screenen (facultatief).

Er is veel onderzoek gedaan, en bij sterk uiteenlopende medische diagnosen, naar de uitbreiding van de pijn naar lichaamsregio's buiten de primaire zone van veronderstelde nociceptie, of lichaamsgebieden buiten het segment van de veronderstelde nociceptie, als criterium voor het vaststellen van centrale sensitisatie bij pijnpatiënten [22–27]. Voor een uitgebreidere lijst van dergelijke studies verwijzen we naar de referentielijst van de oorspronkelijke publicatie van deze criteria voor de differentiaaldiagnostiek tussen centrale sensitisatie, neuropathische en nociceptieve pijn [17]. Om het inventariseren van de pijnverspreiding in het lichaam van de patiënt te vergemakkelijken, verdient het aanbeveling gebruik te maken van een 'body chart' zoals het margolispijndiagram [22, 28, 29], een meetmethode die reproduceerbaar is gebleken.

> ❯ Wanneer zowel aan criterium 1 als 2 voldaan is, dan kan men overgaan tot het diagnosticeren van dominante centrale sensitisatiepijn (◘ fig. 3.4). Wanneer aan het eerste criterium wel en aan het tweede criterium niet voldaan is, dan dient criterium 3 uitsluitsel te geven.

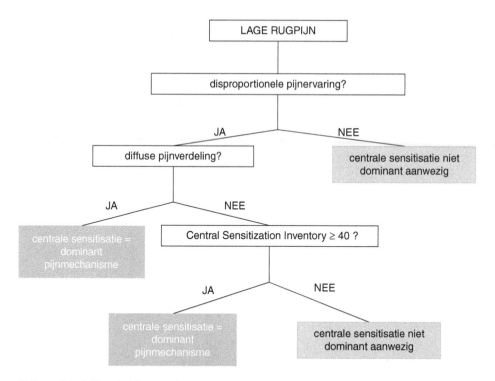

◘ Figuur 3.4   Differentiaaldiagnostiek tussen nociceptieve en centrale sensitisatiepijn bij patiënten met lage rugpijn.

Criterium 3: overgevoeligheid van de zintuigen buiten het musculoskeletaal stelsel (vervolg casus)

Casus: jonge vrouw met bilaterale hielpijn die niet meer kan wandelen (vervolg)

De patiënte met de fasciitis plantaris was overgevoelig voor geluid: ze draagt overdag, en zeker als ze het huis uit gaat, steeds geluiddempende oordopjes. Als ze die vergeet dan resulteert dit altijd in oorsuizingen. Deze overgevoeligheid voor geluid was premorbide niet aanwezig en is samen met het chronisch worden van de fasciitis plantaris ontstaan. Ze kan hiervoor geen duidelijke oorzaak aanwijzen – ze is naar eigen zeggen nooit blootgesteld geweest aan overdreven hard geluid (bijvoorbeeld bij een muziekfestival of muziekoptreden).

Kan die overgevoeligheid voor geluid een onderdeel zijn van haar pijnprobleem? Dat kan, maar niet als we klassieke biomechanische modellen gebruiken om chronische pijnproblemen te verklaren. Door de actuele inzichten met betrekking tot pijnneurowetenschappen begrijpen we dat een overprikkeling van het centraal zenuwstelsel, zoals aanwezig bij door centrale sensitisatie gedomineerde pijn, ook niet-musculoskeletale (overgevoeligheids)symptomen kan verklaren.

Centrale sensitisatie wordt gekenmerkt door een verhoogde gevoeligheid voor mechanische prikkels (druk van vingers, sieraden, kleding, bij aanraking). Daarnaast komt een verhoogde gevoeligheid voor zeer uiteenlopende sensorische prikkels frequent voor bij chronische pijn en centrale sensitisatie. Het betreft een verhoogde gevoeligheid voor sensorische prikkels zoals licht, geluid, geuren (patiënten die parfumwinkels vermijden), luchtdrukverschillen (in vliegtuigen bijvoorbeeld), elektrische prikkels, warmte, koude, stress, emoties en ook chemische prikkels zoals bepaalde voedingsbestanddelen of medicatie. We verwijzen voor onderzoeken waarin bewijs werd gevonden voor de aanwezigheid van verhoogde gevoeligheid voor sterk uiteenlopende sensorische prikkels bij chronische pijn en centrale sensitisatie naar de oorspronkelijke publicatie van deze criteria voor de differentiaaldiagnostiek tussen centrale sensitisatie, neuropathische en nociceptieve pijn [17].

Het is daarom van belang de patiënt, bij een vermoeden van centrale sensitisatiepijn, te vragen naar dergelijke overgevoeligheid voor uiteenlopende prikkels, zoals geïllustreerd in de casus van de patiënte met bilaterale fasciitis plantaris. Bij dergelijke vragen naar overgevoeligheid voor licht, geur, geluid, stress en dergelijke moet ook de premorbide situatie worden uitgevraagd. De aanwezigheid van dergelijke overgevoeligheid vóór het ontstaan van het actuele pijnprobleem reduceert de diagnostische waarde hiervan.

> ### Central Sensitization Inventory
>
> De screening van dit derde criterium wordt bij voorkeur gestandaardiseerd door gebruik te maken van de deel A van de *Central Sensitization Inventory*, een oorspronkelijk Engelstalige vragenlijst die intussen uitgebreid onderzocht is op betrouwbaarheid en validiteit [30–32]. De klinimetrische kenmerken van de Engelstalige versie van deze lijst zijn goed [30–32]. De Central Sensitization Inventory is door Pain in Motion onderzoekers en clinici vertaald naar het Nederlands en is vrij verkrijgbaar via de volgende link: ▶ http://www.paininmotion.be/CSI-consensusvertaling.pdf. Intussen hebben we de klinimetrische eigenschappen van de lijst ook bestudeerd en de resultaten zijn hoopgevend wat betreft reproduceerheid, interne consistentie en verschillende aspecten van validiteit [33].
>
> De Central Sensitization Inventory meet uiteenlopende kenmerken van centrale sensitisatie, waaronder overgevoeligheid voor uiteenlopende prikkels, en levert een totaalscore van 0–100 op. Op basis van onderzoek bij een grote groep Amerikaanse pijnpatiënten werd een *cutoff score* van *40* vastgesteld als indicatie voor wel of geen centrale sensitisatie. Dit betekent dat een score van 40 of hoger noodzakelijk is om met deze lijst een indicatie voor centrale sensitisatie te verkrijgen. Dit is meteen de wijze waarop dit derde criterium kan worden gestandaardiseerd.

Gebruikmakend van de beslisboom uit ◘ fig. 3.2 is het duidelijk dat de combinatie van disproportionele pijn (criterium 1) en een score van 40 of meer op de Central Sensitization Inventory volstaat voor het diagnosticeren van dominante centrale sensitisatiepijn.

Voor het gebruik van deze methode voor differentiaaldiagnostiek tussen dominant neuropathische, nociceptieve en centrale sensitisatiepijn bij een patiënte met *chronische nekpijn* wordt verwezen naar ▶ H. 4. Daar passen we de hiervoor beschreven stappen in een andere casus toe. Ook de klinische redenering om tot het formuleren van behandeldoelstellingen te komen, en het opstellen en uitvoeren van behandelplan/behandeling worden in ▶ H. 4 voor de casuspatiënte beschreven.

Artrosepijn: mysterie opgehelderd?

Men is er lang van uitgegaan dat de oorsprong van pijn bij artrose voornamelijk in de periarticulaire weefsels en het subchondrale bot te situeren is. De pijn in die weefsels zou verband houden met veranderingen in intraosseuze druk en uiteraard de aanwezige synoviale inflammatie. Recent richtte men de aandacht op de mogelijke rol van beenmergbeschadiging bij artrosepatiënten als een nieuwe mogelijkheid om de artrosepijn te verklaren, maar zonder consistente bewijzen.

Het mag duidelijk zijn dat de bij artrose steeds terugkerende gewrichtsontsteking een rol speelt in de pijn bij artrose: de inflammatoire mediatoren (zoals stikstofoxide (NO) en het pro-inflammatoire cytokine tumornecrosefactor-alfa (TNF-α) en groeifactoren (zoals vasculaire endotheel groeifactor – VEGF en 'platelet derived growth factor' – PDGF) sensitiseren de perifere nociceptoren. Alleen is er nauwelijks een verband gevonden tussen deze sensitiserende stoffen en de mate van pijn. Evenmin kon men de aantoonbare weefselschade, zoals aanwezig in en rond de gewrichten van artrosepatiënten, relateren aan de mate van pijn bij artrosepatiënten.

Actuele inzichten leren ons dat het brein allesbepalend is voor artrosepijn. Sommige artrosepatiënten hebben ook een overprikkeld centraal zenuwstelsel [5]. Alle studies over centrale sensitisatie bij artrose, en dat zijn er nogal wat, kwamen tot dezelfde conclusie: op groepsniveau kenmerkt de artrosepopulatie zich door verhoogde prikkelbaarheid van het pijnsysteem en centrale sensitisatie [5]. Dit is vastgesteld in de perifere nociceptoren, de ruggenmergneuronen en het brein van patiënten met artrose [5].

Actuele behandelinzichten gaan dan ook eerder in de richting van het behandelen van deze centrale zenuwstelselproblematiek in combinatie met aandacht voor de gewrichtsproblematiek bij artrosepatiënten [34, 35].

Dit wil echter niet zeggen, dat alle patiënten met artrose een klinisch beeld hebben dat gedomineerd wordt door centrale sensitisatie. Integendeel, voorzichtige schattingen gaan in de richting van ongeveer 40 % van de artrosepopulatie. Dit betekent dat de meerderheid van de artrosepijnpatiënten geen dominante centrale sensitisatiepijn vertoont. Deze vaststelling illustreert de noodzaak van een individuele aanpak en die start bij een goede differentiaaldiagnostiek tussen de verschillende pijntypen. Ook voor patiënten met een medische diagnose zoals artrose, waarvoor er zoveel consistent bewijs is voor de aanwezigheid van centrale sensitisatie!

3.3   Bijkomende kenmerken van centrale sensitisatiepijn, niet noodzakelijk voor stellen van diagnose

Patiënten met chronische pijn, of die nu door nociceptie, een neuropathie of centrale sensitisatie gedomineerd wordt, vertonen frequent maladaptieve pijncognities zoals pijncatastroferen of hypervigilantie. Ook worden er vaak cognitieve fusie, angstvermijdingsgedrag, bewegingsangst, depressieve emoties en een sterk gevoel van onrecht vastgesteld bij allerlei patiënten met chronische pijn. Deze en andere *psychologische factoren* komen mogelijk frequenter voor bij patiënten bij wie centrale sensitisatie de pijn domineert dan bij andere pijntypen. De *diagnostische waarde* hiervan is echter *twijfelachtig*, vooral omdat ze ook bij de andere pijntypen voorkomen en dus niet specifiek zijn voor centrale sensitisatiepijn. Om die reden zijn dergelijke factoren niet opgenomen in de beslisboom of differentiaaldiagnostiek tussen de drie grote pijntypen.

Dit betekent uiteraard niet dat dergelijke psychologische factoren niet van belang zijn; ze vormen juist vaak de hoeksteen van de behandeling. Daarom omvat een volledige evaluatie van chronische pijnpatiënten altijd ook de evaluatie van dergelijke psychologische factoren. Bovendien is in ▶ H. 2 voldoende aan bod gekomen, dat dergelijke psychologische factoren een onderhoudende rol spelen bij het proces van centrale sensitisatie, en mogelijk zelfs een etiologische rol. Een reden te meer om ze als behandelfocus te definiëren.

Ook andere symptomen zoals *vermoeidheid, cognitieve disfuncties* (vergeetachtigheid, kortetermijngeheugenstoornissen, rekenmoeilijkheden, concentratieproblemen), *slaapstoornissen* en *therapieresistentie* zijn symptomen die eerder in verband zijn gebracht met centrale sensitisatie [36], maar ook hier geldt dat wetenschappelijke evidentie voor de diagnostische waarde bij centrale sensitisatiepijn op dit moment ontbreekt of te beperkt is.

3.4 Lage rugpijn: differentiaaldiagnostiek tussen dominant neuropathische, nociceptieve en centrale sensitisatiepijn

Ondanks decennia van wereldwijd wetenschappelijk onderzoek blijft lage rugpijn een van de grootste socio-economische gezondheidsproblemen. Een betere zorg voor mensen met aanhoudende rugpijn begint met een correcte classificatie van pijntypen. Hoe kan een clinicus immers gericht lage rugpijn behandelen, zonder te weten wat het onderliggend pijnmechanisme is? Daarom is voorgaande klinische differentiaaldiagnostiek ook van toepassing op de populatie van patiënten met chronische lage rugpijn.

3.4.1 Lage rugpijn van neuropathische origine

Neuropathische pijn komt frequent voor in de populatie met lage rugpijn. Een mogelijke oorzaak van neuropathische lage rugpijn is radiculitis (ontsteking van één of meer zenuwwortels), wat kenmerkend resulteert in pijn uitstralend in het bijbehorende dermatoom.

Bij het diagnosticeren van neuropathische lage rugpijn kan het sensorisch onderzoek of zelfs het vragen naar sensorische disfuncties van belang zijn. In een studie van 377 patiënten met naar het been uitstralende lage rugpijn bleek, dat de aanwezigheid van zelfgerapporteerde gevoelsstoornissen de kans op een zenuwwortelcompressie verdubbelde, en de kans op een discushernia verdrievoudigde [37]. Aan de andere kant moeten deze resultaten ook genuanceerd worden, omdat de diagnostische betrouwbaarheid van anamnestische gegevens voor zowel zenuwwortelcompressie als discushernia (vastgesteld met magnetische resonantie beeldvorming) nogal laag was [37]. Deze bevindingen onderstrepen dus de werkmethode zoals in dit boek voorgesteld: door gebruik te maken van zowel een gedetailleerde anamnese, klinisch onderzoek als interpretatie van gespecialiseerde onderzoeken kan men tot de juiste klinische besluitvorming komen.

In het volgende kader wordt de klinische redenering vanuit het standpunt van de clinicus toegelicht met betrekking tot het onderzoeken van de mogelijkheid van neuropathische lage rugpijn. De te stellen vragen zijn vermeld en er wordt bij iedere vraag een toelichting gegeven (gebaseerd op [18]).

Vragen ten behoeve van diagnostiek van neuropathische lage rugpijn
[15, 16]

▬ *Is er bewijs voor de aanwezigheid van schade of een ziekte van het centraal of perifeer zenuwstelsel?*
Bij patiënten met lage rugpijn kan dit variëren van een tumor die drukt op een perifere zenuw of het ruggenmerg, een traumatisch zenuwletsel of lage rugpijn bij patiënten met cerebrovasculair accident (CVA). Voor radiculaire lage rugpijn zijn er verschillende pathoanatomische scenario's mogelijk: foraminale stenose (bijv. door osteofyten), prolaps van een intervertebrale tussenwervelschijf of radiculitis (bijv. veroorzaakt door een virale infectie zoals herpes zoster) [38]. In ieder geval is er bewijs nodig van gespecialiseerde onderzoeken zoals elektrodiagnostiek, myelografie, computertomografie (CT) of magnetische resonantie beeldvorming (MRI).

▬ *Indien er comorbiditeiten aanwezig zijn, zijn deze te relateren aan neuropathische pijn?*
Voorbeelden van dergelijke comorbiditeiten die een indicatie kunnen vormen van aanwezige neuropathische pijn zijn kanker, CVA, diabetes, herpes zoster of neurodegeneratieve aandoeningen.

▬ *Is de pijnverdeling neuroanatomisch logisch?*
Voor radiculaire pijn betekent dit de anatomische verdeling van de desbetreffende spinale zenuw. Niet alle patiënten met radiculaire pijn hebben echter een pijnpatroon dat past bij het corresponderende dermatoom [39], maar uitstralingspijn in het been tot onder de knie is wel een nuttige voorspeller voor de aanwezigheid van zenuwwortelcompressie en/of perifere zenuwschade [39].

▬ *Ervaart de patiënt brandende, schietende of prikkende pijn?*
Ieder van deze pijnomschrijvingen is indicatief voor neuropathische lage rugpijn [40, 41], ook al is de diagnostische waarde hiervan niet al te groot.

▬ *Zijn er gevoelsstoornissen aanwezig en vertonen deze een neuroanatomische lokalisatie?*
Zoals eerder aangegeven is het aan te raden om hiervoor niet alleen af te gaan op zelfrapportage, maar dit uit te breiden met een klinisch sensorisch onderzoek, gebruikmakend van eenvoudige middelen zoals een stemvork, borstel, scherp voorwerp, radar en/of koude/warme voorwerpen. Daarbij dient de clinicus de relatie tussen de aangeboden stimulus en de door de patiënt ervaren sensatie af te wegen [15]. De uitkomst hiervan kan variëren van hyperesthesie, hypo-esthesie, hyperalgesie, hypoalgesie, paresthesie, disesthesie en nasensaties. Ieder van deze uitkomsten kan indicatief zijn voor neuropathische lage rugpijn, op voorwaarde dat ze een neuroanatomische verdeling volgen die aansluit bij de objectieve 'schade' aan het zenuwstelsel.

In het verloop van de lage rugpijnproblematiek is er ook evolutie mogelijk van het ene naar het andere pijntype. Een voorbeeld is de patiënt met *lumbale radiculopathie*, een kenmerkende neuropathische lage rugpijn, die hiervoor chirurgisch behandeld wordt en postchirurgisch nociceptieve of dominant centrale sensitisatie lage rugpijn ontwikkelt. Chirurgie mag dan wel een evidence-based behandelmethode zijn voor radiculaire pijn die niet reageert op conservatieve behandeling [42, 43], 23 tot 28 % van de patiënten ervaart *postchirurgische chronische lage rugpijn* (soms ook radiculaire pijn) [42]. In zulke gevallen blijft neuropathische pijn mogelijk. De mechanische druk wordt dan wel chirurgisch van de zenuw(en) weggenomen, maar er kan immers permanente schade zijn toegebracht aan de betrokken zenuw(en) tijdens de voorbije periode met mechanische druk. Om dit te achterhalen, dienen ook postchirurgisch voorgaande klinische vragen voor de diagnostiek van neuropathische lage rugpijn te worden gesteld/onderzocht (en te worden toegepast op de status praesens van de patiënt na de operatie). Indien de uitkomst hiervan niet suggestief is voor neuropathische lage rugpijn, dan betreft het nociceptieve of (vaker voorkomend) postchirurgische centrale sensitisatie lage rugpijn.

3.4.2 Nociceptieve lage rugpijn: niet te snel conclusies trekken

Indien er geen neuropathische oorzaak voor de lage rugpijn kan worden gevonden, resten er minimaal twee opties: dominant nociceptieve of centrale sensitisatie lage rugpijn. Om deze te differentiëren, maakt de clinicus gebruik van dezelfde klinische redenering en een driestappenplan zoals hiervoor toegelicht en zoals geïllustreerd in ◘ fig. 3.4.

Voor nociceptieve lage rugpijn is het van belang om kennis te hebben van de bevindingen uit wetenschappelijk onderzoek naar de klinische (ir)relevantie van allerlei potentiële bronnen van nociceptie bij lage rugpijn. Het is belangrijk daarbij te beseffen dat de aanwezigheid van 'schade' aan of een disfunctie in een weefsel dat nociceptief geïnnerveerd is onvoldoende is voor het stellen van de diagnose 'dominant nociceptieve lage rugpijn'. Het woord 'dominant' is van belang in deze, want vaak is er wel sprake van actuele nociceptie, maar is deze onvoldoende om de aanwezige lage rugpijn te verklaren.

In de lumbopelvische regio's zijn er tal van weefsels die nociceptief geïnnerveerd zijn, waaronder de tussenwervelschijf [42, 44–47], spieren [48, 49], fascia [50, 51], bot [52], facetgewrichten [44, 45, 53–55], sacro-iliacale gewricht [44, 45, 56, 57], symphysis pubica, ligamenten [58], gewrichtskapsels [54] (ook de kapsels van de facetgewrichten bevatten nociceptoren [53]), etc.

> **Spinaal degeneratieve veranderingen**
> Aantoonbare schade in een van deze weefsels houdt echter niet altijd verband met de aanwezige lage rugklachten. Zo is er nauwelijks enig verband tussen de aanwezigheid van lage rugpijn en de incidentie van artrose in de lage rugregio [59, 60]. Veel spinaal degeneratieve veranderingen, zoals vernauwing van de tussenwervelruimte, facetartrose en spondylolyse, zijn niet meer dan *'normale'* *verouderingsprocessen die geen relatie vertonen met lage rugpijn*. Deze mogen dan ook niet als voorname of dominante bron van nociceptie worden beschouwd bij

patiënten met lage rugpijn. Ook annulusscheuren of knopen van Schmorl, vastgesteld met MRI, zijn niet gerelateerd aan lage rugpijn [61]. Alleen spinale stenose [62], ernstige facetartrose verspreid over verschillende facetgewrichten bij oudere patiënten [60] en modic type 1-veranderingen in de vertebrale eindplaat [63] hebben enig verband met lage rugpijn.

Ook over spierveranderingen en hun veronderstelde rol bij patiënten met lage rugpijn zijn er tal van misvattingen. Zo is de (vaak afwijkende) densiteit van paraspinale spieren, zoals de musculi multifidi en m. erector spinae, niet gerelateerd aan lage rugpijn [64]. Andere 'populaire' spierdisfuncties zijn *myofasciale trigger points*. Recent dieronderzoek leert ons dat ook de fasciae nociceptief geïnnerveerd zijn [50, 51], maar het onderzoek bij mensen hiernaar blijft voorlopig beperkt tot experimentele pijninductie in spierfascia van pijnvrije vrijwilligers [51]. Eén studie vond al dat het aantal myofasciale trigger points bij patiënten met aspecifieke lage rugpijn gerelateerd is aan de pijnintensiteit [49]. Verder onderzoek is noodzakelijk om deze bevinding al dan niet te bevestigen, te meer daar de klinische diagnostiek van myofasciale trigger points in de lage rugregio niet betrouwbaar is [65, 66].

Deze kennis van bevindingen uit wetenschappelijk onderzoek naar de klinische (ir)relevantie van allerlei potentiële bronnen van nociceptie bij lage rugpijn is van belang, wanneer de clinicus bij individuele lage rugpijnpatiënten het eerste criterium uit de beslisboom van ◘ fig. 3.3 gaat screenen.

3.4.3 Het belang van de pijnverdeling voor de diagnostiek van lage rugpijn

Om het tweede criterium uit de beslisboom van ◘ fig. 3.4 te onderzoeken kan men ook bij lage rugpijnpatiënten het best gebruikmaken van een margolis-pijndiagram of een andere standaardisatie. Bij interne verstoringen/schade aan de tussenwervelschijf alsook bij lumbale facetartrose of eventueel nociceptieve pijn afkomstig uit het sacro-iliacale gewricht is een lokale en niet-diffuse pijnverdeling te verwachten [44]. Eventueel nociceptieve pijn afkomstig uit het sacro-iliacale gewricht zal zich daarbij beperken tot een gebied van ongeveer 10 cm caudaal en 3 cm lateraal van de spina iliaca posterior superior [57].

Ook is het aan te bevelen om bij het klinisch onderzoek van patiënten met lage rugpijn gebruik te maken van klassieke bewegingstests, om te achterhalen of deze de aanwezige pijn kunnen verergeren of de pijnverdeling kunnen veranderen. Bij patienten met een dominant centrale sensitisatiepijn is er kenmerkend een inconsistente pijnreactie op allerlei belaste (bewegings)onderzoeken [36].

Voor het screenen van het derde criterium uit de beslisboom van ◘ fig. 3.4 bij individuele lage rugpijnpatiënten kan men weer gebruikmaken van de Nederlandstalige Central Sensitization Inventory[3].

3 ► http://www.paininmotion.be/CSI-consensusvertaling.pdf.

3.4.4 Een vierde dominant pijnmechanisme binnen de lage rugpijnpopulatie?

Binnen de groep van specifieke lage rugpijn is er neuropathische lage rugpijn, met als voorbeeld lumbale radiculopathie of radiculaire lage rugpijn (en beenpijn), en nociceptieve lage rugpijn. In de lage rugregio zijn bijvoorbeeld de myofasciale weefsels (bijv. de thoracolumbale fascia) [51] en sommige ligamenten [58] nociceptief geïnnerveerd. De meerderheid (85 %) van de lage rugpijnpatiënten kan echter onder aspecifieke lage rugpijn gerangschikt worden. Binnen de verdeling in de drie grote pijntypen zou dat betekenen dat centrale sensitisatie hét verklaringsmodel is voor lage rugpijn, want alle aspecifieke lage rugpijn zou dan dominant centrale sensitisatiepijn zijn. Die redenering gaat echter niet op.

> Centrale sensitisatiepijn zou naar schatting bij slechts één op de vier patiënten met chronische lage rugpijn verklarend zijn voor de aanwezige pijn (= het dominante pijnmechanisme). Dus is het aannemelijk dat in de chronische lage rugpijnpopulatie:
> 1. een deel van de patiënten een dominant psychologisch pijnprobleem heeft;
> 2. er veel mengbeelden voorkomen, waarbij patiënten zowel lage rugpijn ervaren door neuropathische, nociceptieve en/of centrale sensitisatieprocessen.

Wat betreft de dominant psychologische lage rugpijnen: dit zijn patiënten bij wie na de differentiaaldiagnostiek niet een van de drie pijntypen als dominant naar voren komt, maar waarvan het duidelijk is dat de lage rugpijn van de patiënt in grote mate bepaald wordt door maladaptieve cognities, percepties, angstvermijdingsgedrag, persistentiegedrag, hypervigilantie, depressieve gedachten, angst, stress, catastroferen en/of een overdreven gevoel dat hem/haar onrecht is aangedaan.

Waarom er bij een lage rugpijnpatiënt soms wel en soms geen centrale sensitisatie voorkomt

Recent onderzoek verklaart deels waarom sommige patiënten met chronische aspecifieke lage rugpijn wel of geen dominant centrale sensitisatiepijn vertonen [67]. Een doorgemaakt en niet (volledig) verwerkt *psychologisch trauma* zou hierbij een voorname rol spelen [67]. Binnen de populatie van patiënten met chronische aspecifieke lage rugpijn vertonen degenen met een niet (volledig) verwerkt psychologisch trauma veel meer kenmerken van centrale sensitisatiepijn (verlaagde pijngevoeligheid in de pijnlijke lage rugregio, maar ook in de niet-pijnlijke en segmentaal niet aan de lage rug te koppelen regio's zoals de hand), terwijl in de groep met chronisch aspecifieke lage rugpijn maar zonder doorgemaakt psychologisch trauma een typisch beeld van lokale lage rugpijn (niet-centrale sensitisatiepijn) aanwezig is [67]. Niet toevallig vertoonde de groep met een niet (volledig) verwerkt psychologisch trauma en centrale sensitisatie lage rugpijn ook een hogere mate van angst ('anxiety'). Deze bevindingen sluiten aan bij het concept van cognitief-emotionele sensitisatie.

3.5   Pijn bij kanker en kankeroverlevers: nociceptieve, neuropathische of centrale sensitisatiepijn?

Pijn bij kanker vormt een steeds groter wordend en langzamerhand ook meer erkend gezondheidszorgprobleem, maar dat geldt net zo goed voor pijn na kanker. Met pijn na kanker doelen we op de pijnklachten die frequent aanwezig zijn bij de steeds groter wordende groep van *kankeroverlevers* (patiënten bij wie de actieve kanker-behandeling is afgelopen, die door de oncoloog als 'genezen' verklaard zijn, maar mogelijk wel nog onderhoudsbehandeling, zoals hormonale medicatie, krijgen). Na vermoeidheid is pijn het meest voorkomende symptoom bij kankeroverlevers [68]. Bovendien is de aanwezigheid van pijn bij kankeroverlevers ook van klinisch be-lang: hoe meer pijn, hoe lager de levenskwaliteit en het dagelijks functioneren van de patiënt [69-73]. De groep van kankeroverlevers is ook een belangrijker wordende groep patiënten binnen de gezondheidszorg: in Nederland zouden er in 2020 maar liefst één miljoen kankeroverlevers zijn, en in de Verenigde Staten komen er ieder kalenderjaar één miljoen kankeroverlevers bij. Deze schattingen illustreren de maat-schappelijke impact van deze problematiek.

Ook bij patiënten met kanker en kankeroverlevers met pijn is classificatie van het dominante pijnmechanisme van belang om het therapeutisch handelen te sturen voor een optimale pijnbehandeling [74]. Bij deze populatie is de complexiteit echter bijzonder hoog, wat het enerzijds uitdagend maar anderzijds ook moeilijk maakt. Hierna bespreken we ieder van de drie belangrijke pijntypen bij kankerpatiënten en kankeroverlevers, om deze specifieke kennis vervolgens te integreren in het twee-stappenplan voor de klinische differentiatie tussen neuropathische, nociceptieve en centrale sensitisatiepijn. Veel pijnklachten binnen deze populatie vertonen echter een mengbeeld van deze drie pijntypen, maar ook dan is het aangewezen om het actueel meest dominante pijnmechanisme te identificeren.

3.5.1   Nociceptieve pijn bij kanker(overlevers)

Mogelijke bronnen van nociceptie bij kankerpatiënten zijn uiteraard in de eerste plaats de kanker(cellen) zelf, vooral omdat de kankercellen veel neurotrofische fac-toren en neuropeptiden produceren, wat de prikkelbaarheid van de perifere noci-ceptoren verhoogt en waardoor het betrokken weefsel hyperalgesie gaat vertonen. Dit is echter niet altijd het geval: niet alle kankersoorten zijn pijnlijk, wat vaak leidt tot moeilijke detectie.

> Bij de populatie van kankeroverlevers kunnen de kankercellen zelf niet langer een bron van nociceptie zijn, maar zijn er wel andere *mogelijke bronnen van nociceptie* (deze zijn ook van toepassing in de kankerfase):
> — bindweefselfibrose [75-77]
> — beschadigd botweefsel (fracturen)
> — osteochondromen
> — lymfatische strengen
> — oedeem
> — huidproblemen
> — myofasciale pijn en bewegingsdisfuncties

Botpijn komt veel voor bij kankerpatiënten, maar ook bij kankeroverlevers. Zo zijn er bijvoorbeeld de *osteochondromen*, meestal goedaardige gezwellen in het bot in de buurt van gewrichten. Ze komen spontaan of in relatie met stralingstherapie voor [78]. Ze kunnen daarom ook beschouwd worden als een neveneffect op lange termijn van de stralingstherapie en/of de frequente radiologische onderzoeken die deze patiënten ondergaan [79]. Osteochondromen zijn een potentiële bron van nociceptieve pijn, ook omdat het botweefsel (in het bijzonder het periost) rijkelijk nociceptief geïnnerveerd is. Slechts zelden worden deze osteochondromen chirurgisch verwijderd [79].

Los van deze ostochondromen hebben patiënten met kanker en kankeroverlevers vaak een *zwakke botgezondheid* [80, 81]. De ziekte gaat vaak gepaard met fysieke inactiviteit en de invasieve kankerbehandelingen, zoals stralingstherapie, chemotherapie en hormonale therapie, hebben dikwijls desastreuze effecten op het botweefsel/de botfysiologie, met verhoogd risico op fracturen bij lichte traumata [82]. Het spreekt voor zich dat eventueel aanwezige fracturen aanleiding zijn tot nociceptieve pijn.

Een andere frequente oorzaak van nociceptieve pijn is *bindweefselfibrose*, die vaak een gevolg is van chirurgische ingrepen en/of stralingstherapie [77]. Bindweefselfibrose kan leiden tot neuropathische [83] en nociceptieve pijn, afhankelijk waar deze zich (anatomisch gezien) manifesteert. Voor het identificeren en lokaliseren van eventuele bindweefselfibrose is het aangewezen dat de clinicus verder kijkt dan de plaats waar de kanker behandeld is, omdat fibrose ook aanwezig kan zijn aan de donorzijde (vaak de niet-dominante voorarm), bijvoorbeeld bij kanker in het hoofd-halsgebied [75] of na borstreconstructie. Stralingsfibrose blijkt een dynamisch en gedeeltelijk reversibel proces te zijn, maar een evidence-based behandeling is momenteel niet voorhanden [77].

Lymfatische strengen of axillair websyndroom zijn de koordachtige structuren in de oksel die bij 6 tot 47 % van de patiënten na okselchirurgie voor borstkanker voorkomen [84–86] en waarbij pijn toeneemt bij schouderabductie [87] in combinatie met elleboogextensie. De pijn die dergelijke patiënten ervaren is een gevolg van fibrineklonters in lymfatische en veneuze banen. Deze zijn een direct gevolg van het stoppen van het lymfetransport als gevolg van de dissectie van oksellymfeklieren of van de kanker zelf [88]. Uit bioptstudies van de lymfatische strengen blijkt dat deze bestaan uit fibreuze banden, gedilateerde lymfevezels en veneuze trombose [88]. Aanwezigheid van dergelijke lymfatische strengen, zeker wanneer deze ook het eerder in deze paragraaf beschreven klinische beeld geven van pijnklachten die worden geprovoceerd door specifieke schouderbewegingen, is een potentiële bron van nociceptieve pijn bij kanker(overlevers).

Of *oedeem* al dan niet (nociceptieve) pijn veroorzaakt, is lang een discussiepunt geweest. Onderzoeksresultaten leveren indirect bewijs voor een verband tussen oedeem en pijn bij kanker(overlevers): de mate van oedeemvermindering als gevolg van 'complex decongestive physiotherapy' hangt samen met de afname in pijn bij patiënten die behandeld zijn voor gynaecologische kanker [89] en bortskankerpatiënten met oedeem ervaren meer pijn dan die zonder oedeem [90]. Verder onderzoek is echter noodzakelijk om de precieze rol van oedeem bij (nociceptieve) pijn te verklaren.

Ook andere *huidproblemen* kunnen aanleiding zijn voor nociceptieve pijn zoals zweren, huiduitslag en ontsteking [91]. *Huidkanker* is zelden gerelateerd aan pijnklachten: slechts 9 % van de patiënten die voor cutane melanomen chirurgisch behandeld werden, rapporteert chronische pijn in de chirurgisch behandelde huidzone [92].

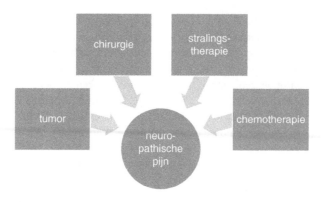

�‣ Figuur 3.5   Frequente oorzaken van neuropathische pijn bij kanker(overlevers).

Wanneer er toch sprake is van pijn dan heeft deze slechts beperkte impact op het dagelijks leven [92].

Tot slot vormt ook het *musculoskeletaal stelsel* een mogelijke bron van nociceptieve pijn bij patiënten met kanker en kankeroverlevers. Zo kunnen bewegingsdisfuncties [93, 94] (bijv. scapulaire dyskinesie bij borstkanker [95, 96] en kanker in het hoofd-halsgebied [97, 98]), tendinosen van de rotator cuff [94], frozen shoulder [94], en een tenniselleboog [94] aanleiding zijn voor lokale pijnklachten. Ook hier is het als clinicus weer aangewezen om de donorzijde te onderzoeken, want ook daar kunnen bewegingsdisfuncties voorkomen [75]. Ook myofasciale trigger points en myofasciale pijn kunnen voorkomen bij patiënten met kanker en kankeroverlevers [99–101]. Deze dienen wel te worden beoordeeld door rekening te houden met de wetenschappelijke vragen die rond de validiteit van dit grotendeels klinisch concept worden geformuleerd [102].

3.5.2   Neuropathische pijn bij kanker(overlevers)

Neuropathische pijn komt veel voor in deze populatie [103] en meestal betreft het perifere neuropathische pijn. Deze neuropathische pijn bij kanker(overlevers) is vaak een direct gevolg van de levensreddende medische behandeling van de (genezen) kanker, zoals samengevat weergegeven in ◣ fig. 3.5.

Chirurgie kan ongewild aanleiding zijn tot het beschadigen van een (perifere) zenuw, bijvoorbeeld tijdens de resectie van lymfeknopen. Daarbij wordt soms de nervus intercostobrachialis beschadigd [104]. Ook secundair kan chirurgie leiden tot perifeer neuropathische pijn, doordat er postchirurgische adhesies en een ontsteking in het gebied van de perifere zenuw ontstaan [105].

Na een mastectomie ervaren heel wat patiënten neuropathische pijn door beschadiging van de nervus thoracicus longus of dorsalis (met het typisch klinische beeld van scapulaire winging, omdat de innervatie van de musculus serratus anterior een probleem is), nervus intercostobrachialis [106] of door een neuroma (een meestal goedaardige tumor die zich in zenuwweefsel ontwikkelt).

Het meest ondubbelzinnige bewijs van neuropathische pijn wordt geleverd door een amputatie. De amputatie van een lichaamsdeel impliceert immers per definitie dat er schade is toegebracht aan de zenuwen die het geamputeerde lichaamsdeel innerveerden.

Patiënten met (genezen) kanker van het hoofd-halsgebied hebben vaak schade opgelopen aan de nervus accessorius of de zenuwen van de superficiale cervicale plexus [107]. Bij kankeroverlevers die een thoracotomie hebben ondergaan, dient de mogelijkheid van letsel aan de nervus intercostalis overwogen te worden als mogelijk neuropathische oorzaak van eventueel aanwezige borstwandpijn [107].

Bij *stralingstherapie* worden vaak niet alleen het tumorweefsel en de lymfeknopen beschadigd, maar ook de omliggende structuren inclusief de zenuwen en neurale plexus, bijvoorbeeld de lumbosacrale plexus die meebestraald wordt bij behandeling van kanker aan organen in het bekken [105]. Daarnaast kan stralingstherapie aanleiding zijn voor neveneffecten zoals bindweefselfibrose in het bestraalde zenuwweefsel [83, 107] en sclerose in de bestraalde huidzone.

Dankzij optimalisatie van de technologie die voor stralingstherapie wordt gebruikt, is de incidentie van de door stralingstherapie geïnduceerde neuropathische pijn spectaculair afgenomen van meer dan 60 % in de jaren vijftig van de vorige eeuw tot minder dan 2 % vandaag de dag [83]. Het probleem bij de diagnostiek is dat pijn tot jaren na de stralingstherapie kan ontstaan [83], waardoor het ook nu nog frequent voorkomt. De meeste patiënten ontwikkelen de door stralingstherapie geïnduceerde neuropathische pijn binnen drie jaar na het beëindigen van de stralingstherapie, maar het ontstaansmoment varieert van zes maanden tot twintig jaar (mediaan 1,5 jaar) [107].

De door stralingstherapie geïnduceerde neuropathische pijn bij borstkankerpatiënten is meestal gericht op het niveau van C5, C6 en C7 [107]. De door stralingstherapie geïnduceerde neuropathische pijn in de benen of pelvische neuropathieën komen minder voor [108]. Een andere zeldzame vorm van door stralingstherapie geïnduceerde neuropathische pijn bij kanker(overlevers) is myelopathie, waarbij er objectief bewijs is voor schade aan het ruggenmerg (als gevolg van stralingstherapie in verband met hersen- of ruggenmergtumoren) [109, 110]. Het klinisch beeld bij dergelijke patiënten is ondubbelzinnig met gegeneraliseerde paresthesie, spierzwakte in de onderste ledematen [107] en pijn ter hoogte van en onder het niveau van de ruggenmergschade.

Vooral wanneer twee of meer toxische stoffen worden gecombineerd, neemt de kans op neuropathische pijn als gevolg van *chemotherapie* toe [83, 107]. Vaak betreft het perifeer neuropathische pijn. Pijn is dikwijls niet het eerste of voornaamste symptoom, als het al aanwezig is, bij deze vorm van neuropathie. Het is eerder een doof en branderig gevoel, soms samengaand met pijn [107].

3.5.3 Centrale sensitisatiepijn bij kanker(overlevers)

Centrale sensitisatie is binnen de wereld van de oncologie een relatief nieuw begrip. Toch is er groeiend bewijs voor hypersensitiviteit voor pijnprikkels en verstoorde pijnstilling, bijvoorbeeld bij kankeroverlevers met pijn [111–113], maar ook bij patiënten die behandeld zijn voor borst- of colonkanker [111–113]. Zo vond men niet alleen aan de behandelde zijde, maar ook aan de contralaterale zijde, verlaagde drukpijndrempels [114] alsook op meer distaal gelegen anatomische lokalisaties.

Ook in de oncologische populatie blijkt centrale sensitisatie niet zomaar een fenomeen te zijn dat wel overgaat wanneer er goede behandeling wordt gegeven: bij borstkankeroverlevers verbeterde de gegeneraliseerde hypersensitiviteit niet na een acht weken durend oefenprogramma met hydrotherapie, ook al reduceerde het aantal myofasciale trigger points in de hals, het hoofd en de oksel [115].

Niet alle onderzoeken leverden een consistent beeld op van centrale sensitisatie: sommige studies vonden alleen lokale hypersensitiviteit [113, 116], wat eerder wijst op perifere dan centrale sensitisatie. Ook met betrekking tot temporele summatie van pijnstimuli en de endogene pijnstilling (beide concepten zijn toegelicht in ▶ H. 2) bij kankeroverlevers met pijn zijn er tegenstrijdige bevindingen terug te vinden in de wetenschappelijke literatuur [114, 117, 118]. Op zichzelf is dit niet verrassend, want in dergelijke studies worden alle patiënten met kanker of kankeroverlevers op één hoop gegooid en als één homogene groep bestudeerd. Deze tegenstrijdige bevindingen sluiten dan ook aan bij klinische observaties dat centrale sensitisatie aanwezig kan zijn bij kanker(overlevers), maar daarom niet het dominante pijnmechanisme is voor alle patiënten. Dit illustreert ook in de populatie met kanker(overlevers) de noodzaak van een goede differentiaaldiagnostiek tussen dominant neuropathische, nociceptieve en centrale sensitisatiepijn.

Veel borstkankeroverlevers krijgen langdurig hormonale therapie, en daarbij zijn de *aromataseremmers* de meest gebruikte *hormonale therapie*. Ongeveer 50 % van deze patiënten ondervindt ernstige, vaak uitgebreide pijnen als bijwerking van deze hormonale therapie [119], wat vaak aanleiding is voor het stopzetten van de behandeling (gebrekkige therapietrouw). Andere hormonale therapieën, zoals tamoxifen, resulteren minder vaak in ernstige pijn als bijwerking, maar ook bij deze therapie kan het voorkomen [119]. Het is vooralsnog onduidelijk of dit type pijnen tot centrale sensitisatiepijn kunnen worden gerekend.

> **Recent kwalitatief hoogstaand wetenschappelijk onderzoek toont aan dat oefentherapie, meer in het bijzonder een combinatie van aerobe en krachttraining, een gunstig effect heeft op de mate van pijn en levenskwaliteit bij borstkankeroverlevers die aromataseremmers gebruiken [120].4**

Hierna wordt toegelicht hoe clinici de differentiaaldiagnostiek met betrekking tot pijntypen kunnen toepassen bij patiënten met kanker en kankeroverlevers. Opnieuw wordt er gebruikgemaakt van het tweestappenplan en dienen de kenmerken van deze populatie ervoor, zoals hiervoor toegelicht, dat de clinicus er meteen mee aan de slag kan en voldoende houvast heeft.

3.5.4   Tweestappenplan

Stap 1 De aanwezigheid van neuropathische pijn onderzoeken

Mulvey et al. [21] geven aan dat er voor de diagnostiek van neuropathische pijn bij kanker(overlevers) naast het klinisch onderzoek (anamnese en sensorische testen zoals eerder in dit hoofdstuk beschreven) het best gebruikgemaakt kan worden van diagnostische onderzoeken teneinde de schade aan het zenuwstelsel aan te tonen of uit te sluiten [15, 16]. Elektroneuromyografie is daarbij nuttig voor identificatie van (het niveau van) plexusschade, terwijl magnetische resonantie beeldvorming en compu-

---

4   Zie voor meer informatie ▶ http://www.paininmotion.be/nieuws-2015-aromatase-inhibitors. html.

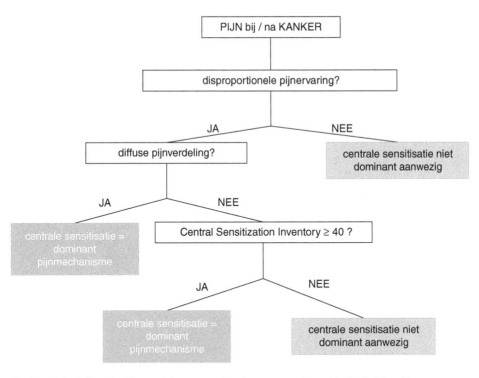

◻ Figuur 3.6 Differentiaaldiagnostiek tussen nociceptieve en centrale sensitisatiepijn bij patiënten met kanker en kankeroverlevers.

tertomografie nuttig zijn om te differentiëren tussen bijvoorbeeld kankerrecidief en zenuwfibrose [83, 107].

Mengbeelden van verschillende pijntypen komen frequent voor in de populatie van patiënten met kanker en kankeroverlevers. Daarom verdient het altijd aanbeveling om ook stap 2 te doorlopen. Dus ook wanneer er sprake is van neuropathische pijn.

Stap 2 Differentiaaldiagnostiek tussen nociceptieve en centrale sensitisatiepijn bij kanker(overlevers)

Ook bij deze populatie kunnen we gebruikmaken van de diagnostische beslisboom zoals weergegeven in ◻ fig. 3.6.

Voor criterium 1 – een pijnervaring die disproportioneel is aan de mate en aard van de eventueel aanwezige weefselschade en/of pathologie – is er extra aandacht nodig. Bij bijna alle kanker(overlevers) met pijn zullen er op basis van klinisch onderzoek, verslagen van gespecialiseerde onderzoeken en/of beeldvormende onderzoeken potentiële bronnen van (actuele of doorgemaakte) nociceptie geïdentificeerd worden. Het is zaak dat de clinicus achterhaalt of deze op dat moment (nog steeds) verantwoordelijk zijn voor de aanwezige pijn. Daarom is goed klinisch onderzoek en weloverwogen klinische besluitvorming in deze aangewezen.

Voor het screenen van criterium 2 – een neuroanatomisch (on)logische pijnverdeling – en 3 – overgevoeligheid van de zintuigen buiten het musculoskeletaal stelsel – wordt de methodiek zoals eerder in dit hoofdstuk beschreven toegepast.

Literatuur

1. Sterling M. Differential development of sensory hypersensitivity and a measure of spinal cord hyperexcitability following whiplash injury. Pain. 2010;150(3):501–6.
2. Sterling M, Jull G, Vicenzino B, Kenardy J. Sensory hypersensitivity occurs soon after whiplash injury and is associated with poor recovery. Pain. 2003;104(3):509–17.
3. Smart KM, Blake C, Staines A, Doody C. The discriminative validity of 'nociceptive', 'peripheral neuropathic', and 'central sensitization' as mechanisms-based classifications of musculoskeletal pain. Clin J Pain. 2011;27(8):655–63.
4. Smart KM, Blake C, Staines A, Thacker M, Doody C. Mechanisms-based classifications of musculoskeletal pain: part 1 of 3: symptoms and signs of central sensitisation in patients with low back (+/– leg) pain. Man Ther. 2012;17(4):336–44.
5. Lluch E, Torres R, Nijs J, Van Oosterwijck J. Evidence for central sensitization in patients with osteoarthritis pain: a systematic literature review. Eur J Pain. 2014;18(10):1367–75.
6. N Sanchis M, Lluch E, Nijs J, Struyf F, Kangasperko M. The role of central sensitization in shoulder pain: a systematic literature review. Semin Arthritis Rheum. 2015;44(6):710–6.
7. Coombes BK, Bisset L, Vicenzino B. Thermal hyperalgesia distinguishes those with severe pain and disability in unilateral lateral epicondylalgia. Clin J Pain. 2012;28(7):595–601.
8. Fernandez-Carnero J, Fernandez-de-Las-Penas C, Llave-Rincon AI de la, Ge HY, Arendt-Nielsen L. Widespread mechanical pain hypersensitivity as sign of central sensitization in unilateral epicondylalgia: a blinded, controlled study. Clin J Pain. 2009;25(7):555–61.
9. Jull G, Sterling M, Kenardy J, Beller E. Does the presence of sensory hypersensitivity influence outcomes of physical rehabilitation for chronic whiplash? A preliminary RCT. Pain. 2007;129(1–2):28–34.
10. Meeus M, Nijs J. Central sensitization: a biopsychosocial explanation for chronic widespread pain in patients with fibromyalgia and chronic fatigue syndrome. Clin Rheumatol. 2007;26(4):465–73.
11. Nijs J, Crombez G, Meeus M, Knoop H, Damme SV, Cauwenbergh V, Bleijenberg G. Pain in patients with chronic fatigue syndrome: time for specific pain treatment? Pain Physician. 2012;15(5):E677–86.
12. Nijs J, Meeus M, Van Oosterwijck J, Ickmans K, Moorkens G, Hans G, De Clerck LS. In the mind or in the brain? Scientific evidence for central sensitisation in chronic fatigue syndrome. Eur J Clin Invest. 2012;42(2):203–12.
13. Gerwin RD. A review of myofascial pain and fibromyalgia-factors that promote their persistence. Acupunct Med. 2005;23(3):121–34.
14. Malfliet A, Kregel J, Cagnie B, Kuipers M, Dolphens M, Roussel N, et al. Lack of evidence for central sensitization in idiopathic, non-traumatic neck pain: a systematic review. Pain Physician. 2015;18(3):223–36.
15. Haanpää MTR. Diagnosis and classification of neuropathic pain. Pain Clinical Updates. 2010;XVII(7).
16. Treede RD, Jensen TS, Campbell JN, Cruccu G, Dostrovsky JO, Griffin JW, et al. Neuropathic pain: redefinition and a grading system for clinical and research purposes. Neurology. 2008;70(18):1630–5.
17. Nijs J, Torres-Cueco R, Wilgen CP van, Girbes EL, Struyf F, Roussel N, et al. Applying modern pain neuroscience in clinical practice: criteria for the classification of central sensitization pain. Pain Physician. 2014;17(5):447–57.
18. Nijs J, Apeldoorn A, Hallegraeff H, Clark J, Smeets R, Malfliet A, et al. Low back pain: guidelines for the clinical classification of predominant neuropathic, nociceptive, or central sensitization pain. Pain Physician. 2015;18(3):E333–46.
19. Haroutiunian S, Nikolajsen L, Finnerup NB, Jensen TS. The neuropathic component in persistent postsurgical pain: a systematic literature review. Pain. 2013;154(1):95–102.
20. Pfau DB, Krumova EK, Treede RD, Baron R, Toelle T, Birklein F, et al. Quantitative sensory testing in the German Research Network on Neuropathic Pain (DFNS): reference data for the trunk and application in patients with chronic postherpetic neuralgia. Pain. 2014;155(5):1002–15.
21. Mulvey MR, Rolke R, Klepstad P, Caraceni A, Fallon M, Colvin L, et al. Confirming neuropathic pain in cancer patients: applying the NeuPSIG grading system in clinical practice and clinical research. Pain. 2014;155(5):859–63.

22. Meeus M, Nijs J, Huybrechts S, Truijen S. Evidence for generalized hyperalgesia in chronic fatigue syndrome: a case control study. Clin Rheumatol. 2010;29(4):393–8.

23. Graven-Nielsen T, Arendt-Nielsen L. Assessment of mechanisms in localized and widespread musculoskeletal pain. Nat Rev Rheumatol. 2010;6(10):599–606.

24. Fernandez-de-Las-Penas C, Ortega-Santiago R, Cuadrado ML, Lopez-de-Silanes C, Pareja JA. Bi-lateral widespread mechanical pain hypersensitivity as sign of central sensitization in patients with cluster headache. Headache. 2011;51(3):384–91.

25. Chiarotto A, Fernandez-de-Las-Penas C, Castaldo M, Villafane JH. Bilateral pressure pain hy-persensitivity over the hand as potential sign of sensitization mechanisms in individuals with thumb carpometacarpal osteoarthritis. Pain Med. 2013;14(10):1585–92.

26. Terkelsen AJ, Gierthmuhlen J, Finnerup NB, Hojlund AP, Jensen TS. Bilateral hypersensitivity to capsaicin, thermal, and mechanical stimuli in unilateral complex regional pain syndrome. Anesthesiology. 2014;120(5):1225–36.

27. Van Oosterwijck J, Nijs J, Meeus M, Paul L. Evidence for central sensitization in chronic whip-lash: a systematic literature review. Eur J Pain. 2013;17(3):299–312.

28. Margolis RB, Tait RC, Krause SJ. A rating system for use with patient pain drawings. Pain. 1986;24(1):57–65.

29. Margolis RB, Chibnall JT, Tait RC. Test-retest reliability of the pain drawing instrument. Pain. 1988;33(1):49–51.

30. Neblett R, Hartzell MM, Cohen H, Mayer TG, Williams M, Choi Y, Gatchel RJ. Ability of the central sensitization Inventory to identify central sensitivity syndromes in an outpatient chronic pain sample. Clin J Pain. 2015;31(4):323–32.

31. Neblett R, Cohen H, Choi Y, Hartzell MM, Williams M, Mayer TG, Gatchel RJ. The Central Sensiti-zation Inventory (CSI): establishing clinically significant values for identifying central sensitivity syndromes in an outpatient chronic pain sample. J Pain. 2013;14(5):438–45.

32. Mayer TG, Neblett R, Cohen H, Howard KJ, Choi YH, Williams MJ, et al. The development and psychometric validation of the central sensitization inventory. Pain Pract. 2012;12(4):276–85.

33. Kregel J, Vuijk PJ, Descheemaeker F, Keizer D, van der Noord R, Nijs J, Cagnie B, Meeus M, van Wilgen P. The Dutch Central Sensitization Inventory (CSI): Factor analysis, discriminative power and test-retest reliability. Clin J Pain. 2015. [Epub ahead of print].

34. Lluch Girbes E, Meeus M, Baert I, Nijs J. Balancing 'hands-on' with 'hands-off' physical therapy interventions for the treatment of central sensitization pain in osteoarthritis. Man Ther. 2015;20(2):349–52.

35. Lluch Girbes E, Nijs J, Torres-Cueco R, Lopez Cubas C. Pain treatment for patients with osteo-arthritis and central sensitization. Phys Ther. 2013;93(6):842–51.

36. Nijs J, Van Houdenhove B, Oostendorp RA. Recognition of central sensitization in patients with musculoskeletal pain: application of pain neurophysiology in manual therapy practice. Man Ther. 2010;15(2):135–41.

37. Verwoerd AJ, Peul WC, Willemsen SP, Koes BW, Vleggeert-Lankamp CL, El Barzouhi A, et al. Diagnostic accuracy of history taking to assess lumbosacral nerve root compression. Spine J. 2014;14(9):2028–37.

38. Merskey H, Bogduk N. Part III: pain terms, a current list with definitions and notes on usage. In: Merskey H, Bogduk N, Redacteur. Classification of chronic pain. 2nd ed. Seattle: IASP Press; 1994. pp. 209–14.

39. Murphy DR, Hurwitz EL, Gerrard JK, Clary R. Pain patterns and descriptions in patients with radi-cular pain: does the pain necessarily follow a specific dermatome? Chiropr Osteopat. 2009;17:9.

40. Smart KM, Blake C, Staines A, Doody C. Clinical indicators of 'nociceptive', 'peripheral neuro-pathic' and 'central' mechanisms of musculoskeletal pain. A Delphi survey of expert clinicians. Man Ther. 2010;15(1):80–7.

41. Smart KM, Blake C, Staines A, Thacker M, Doody C. Mechanisms-based classifications of muscu-loskeletal pain: part 2 of 3: symptoms and signs of peripheral neuropathic pain in patients with low back (+/– leg) pain. Man Ther. 2012;17(4):345–51.

42. Kreiner DS, Hwang SW, Easa JE, Resnick DK, Baisden JL, Bess S, et al. An evidence-based clinical guideline for the diagnosis and treatment of lumbar disc herniation with radiculopathy. Spine J. 2014;14(1):180–91.

43. Watters WC 3rd, McGirt MJ. An evidence-based review of the literature on the consequences of conservative versus aggressive discectomy for the treatment of primary disc herniation with radiculopathy. Spine J. 2009;9(3):240–57.

44. Depalma MJ, Ketchum JM, Trussell BS, Saullo TR, Slipman CW. Does the location of low back pain predict its source? Pm R. 2011;3(1):33–9.
45. Laplante BL, Ketchum JM, Saullo TR, DePalma MJ. Multivariable analysis of the relationship between pain referral patterns and the source of chronic low back pain. Pain Physician. 2012;15(2):171–8.
46. O'Neill CW, Kurgansky ME, Derby R, Ryan DP. Disc stimulation and patterns of referred pain. Spine (Phila Pa 1976). 2002;27(24):2776–81.
47. Bogduk N, Aprill C, Derby R. Lumbar discogenic pain: state-of-the-art review. Pain Med. 2013;14(6):813–36.
48. Malanga GA, Cruz Colon EJ. Myofascial low back pain: a review. Phys Med Rehabil Clin N Am. 2010;21(4):711–24.
49. Iglesias-Gonzalez JJ, Munoz-Garcia MT, Rodrigues-de-Souza DP, Alburquerque-Sendin F, Fernandez-de-Las-Penas C. Myofascial trigger points, pain, disability, and sleep quality in patients with chronic nonspecific low back pain. Pain Med. 2013;14(12):1964–70.
50. Taguchi T, Yasui M, Kubo A, Abe M, Kiyama H, Yamanaka A, Mizumura K. Nociception origina- ting from the crural fascia in rats. Pain. 2013;154(7):1103–14.
51. Schilder A, Hoheisel U, Magerl W, Benrath J, Klein T, Treede RD. Sensory findings after stimula- tion of the thoracolumbar fascia with hypertonic saline suggest its contribution to low back pain. Pain. 2014;155(2):222–31.
52. Sudhakar P, Sharma AR, Bhushan SM, Ranadhir G, Narsimuhulu G, Rao VV. Efficacy of SPECT over planar bone scan in the diagnosis of solitary vertebral lesions in patients with low back pain. Indian J Nucl Med. 2010;25(2):44–8.
53. Cavanaugh JM, Lu Y, Chen C, Kallakuri S. Pain generation in lumbar and cervical facet joints. J Bone Joint Surg Am. 2006;88(Suppl 2):63–7.
54. Cavanaugh JM, Ozaktay AC, Yamashita HT, King AI. Lumbar facet pain: biomechanics, neuro- anatomy and neurophysiology. J Biomech. 1996;29(9):1117–29.
55. Manchikanti L, Pampati V, Fellows B, Bakhit CE. Prevalence of lumbar facet joint pain in chronic low back pain. Pain Physician. 1999;2(3):59–64.
56. Fortin JD, Aprill CN, Ponthieux B, Pier J. Sacroiliac joint: pain referral maps upon applying a new injection/arthrography technique. Part II: clinical evaluation. Spine (Phila Pa 1976). 1994;19(13):1483–9.
57. Fortin JD, Dwyer AP, West S, Pier J. Sacroiliac joint: pain referral maps upon applying a new injection/arthrography technique. Part I: asymptomatic volunteers. Spine (Phila Pa 1976). 1994;19(13):1475–82.
58. Tsao H, Tucker KJ, Coppieters MW, Hodges PW. Experimentally induced low back pain from hypertonic saline injections into lumbar interspinous ligament and erector spinae muscle. Pain. 2010;150(1):167–72.
59. Ashraf A, Farahangiz S, Pakniat Jahromi B, Setayeshpour N, Naseri M. Correlation between degree of radiologic signs of osteoarthritis and functional status in patients with chronic mechanical low back pain. Malays J Med Sci. 2014;21(2):28–33.
60. Suri P, Hunter DJ, Rainville J, Guermazi A, Katz JN. Presence and extent of severe facet joint os- teoarthritis are associated with back pain in older adults. Osteoarthr Cartil. 2013;21(9):1199–206.
61. Cheung KM, Karppinen J, Chan D, Ho DW, Song YQ, Sham P, et al. Prevalence and pattern of lumbar magnetic resonance imaging changes in a population study of one thousand forty- three individuals. Spine (Phila Pa 1976). 2009;34(9):934–40.
62. Kalichman L, Kim DH, Li L, Guermazi A, Hunter DJ. Computed tomography-evaluated features of spinal degeneration: prevalence, intercorrelation, and association with self-reported low back pain. Spine J. 2010;10(3):200–8.
63. Ract I, Meadeb JM, Mercy G, Cueff F, Husson JL, Guillin R. A review of the value of MRI signs in low back pain. Diagn Interv Imaging. 2015;96(3):239–49.
64. Kalichman L, Hodges P, Li L, Guermazi A, Hunter DJ. Changes in paraspinal muscles and their association with low back pain and spinal degeneration: CT study. Eur Spine J. 2010;19(7):1136– 44.
65. Hsieh CY, Hong CZ, Adams AH, Platt KJ, Danielson CD, Hoehler FK, Tobis JS. Interexaminer re- liability of the palpation of trigger points in the trunk and lower limb muscles. Arch Phys Med Rehabil. 2000;81(3):258–64.

66. Nice DA, Riddle DL, Lamb RL, Mayhew TP, Rucker K. Intertester reliability of judgments of the presence of trigger points in patients with low back pain. Arch Phys Med Rehabil. 1992;73(10):893–8.

67. Tesarz J, Gerhardt A, Leisner S, Janke S, Treede RD, Eich W. Distinct quantitative sensory testing profiles in nonspecific chronic back pain subjects with and without psychological trauma. Pain. 2015;156(4):577–86.

68. Harrington S, Gilchrist L, Sander A. Breast cancer EDGE Task force outcomes: clinical measures of pain. Rehabil Oncol. 2014;32(1):13–21.

69. Cleeland CS, Gonin R, Hatfield AK, Edmonson JH, Blum RH, Stewart JA, Pandya KJ. Pain and its treatment in outpatients with metastatic cancer. N Engl J Med. 1994;330(9):592–6.

70. Gureje O, Von Korff M, Simon GE, Gater R. Persistent pain and well-being: a World Health Organization Study in primary care. JAMA. 1998;280(2):147–51.

71. Avis NE, Crawford S, Manuel J. Quality of life among younger women with breast cancer. J Clin Oncol. 2005;23(15):3322–30.

72. Arnow BA, Hunkeler EM, Blasey CM, Lee J, Constantino MJ, Fireman B, et al. Comorbid depression, chronic pain, and disability in primary care. Psychosom Med. 2006;68(2):262–8.

73. Rudy TE, Kerns RD, Turk DC. Chronic pain and depression: toward a cognitive-behavioral mediation model. Pain. 1988;35(2):129–40.

74. Kumar SP, Prasad K, Kumar VK, Shenoy K, Sisodia V. Mechanism-based Classification and physical therapy management of persons with cancer pain: a prospective case series. Indian J Palliat Care. 2013;19(1):27–33.

75. Orlik JR, Horwich P, Bartlett C, Trites J, Hart R, Taylor SM. Long-term functional donor site morbidity of the free radial forearm flap in head and neck cancer survivors. J Otolaryngol Head Neck Surg. 2014;43:1.

76. Kinahan KE, Sharp LK, Seidel K, Leisenring W, Didwania A, Lacouture ME, et al. Scarring, disfigurement, and quality of life in long-term survivors of childhood cancer: a report from the Childhood Cancer Survivor study. J Clin Oncol. 2012;30(20):2466–74.

77. Westbury CB, Yarnold JR. Radiation fibrosis – current clinical and therapeutic perspectives. Clin Oncol (R Coll Radiol). 2012;24(10):657–72.

78. Taitz J, Cohn RJ, White L, Russell SJ, Vowels MR. Osteochondroma after total body irradiation: an age-related complication. Pediatr Blood Cancer. 2004;42(3):225–9.

79. Kushner BH, Roberts SS, Friedman DN, Kuk D, Ostrovnaya I, Modak S, et al. Osteochondroma in long-term survivors of high-risk neuroblastoma. Cancer. 2015;121(12):2090–6.

80. Sheean P, Liang H, Schiffer L, Arroyo C, Troy K, Stolley M. Assessing the prevalence of compromised bone health among overweight and obese African-American breast cancer survivors: a case-control study. J Cancer Surviv. 2015.

81. Chen Z, Maricic M, Pettinger M, Ritenbaugh C, Lopez AM, et al. Osteoporosis and rate of bone loss among postmenopausal survivors of breast cancer. Cancer. 2005;104(7):1520–30.

82. Hui SK, Arentsen L, Wilcox A, Shanley R, Yee D, Ghebre R. Spatial and temporal fracture pattern in breast and gynecologic cancer survivors. J Cancer. 2015;6(1):66–9.

83. Delanian S, Lefaix JL, Pradat PF. Radiation-induced neuropathy in cancer survivors. Radiother Oncol. 2012;105(3):273–82.

84. Tilley A, Thomas-Maclean R, Kwan W. Lymphatic cording or axillary web syndrome after breast cancer surgery. Can J Surg. 2009;52(4):E105–6.

85. Moskovitz AH, Anderson BO, Yeung RS, Byrd DR, Lawton TJ, Moe RE. Axillary web syndrome after axillary dissection. Am J Surg. 2001;181(5):434–9.

86. Koehler LA, Blaes AH, Haddad TC, Hunter DW, Hirsch AT, Ludewig PM. Movement, function, pain, and postoperative edema in axillary web syndrome. Phys Ther. 2015;95(10):1345–53.

87. Leidenius M, Leppanen E, Krogerus L, Smitten K von. Motion restriction and axillary web syndrome after sentinel node biopsy and axillary clearance in breast cancer. Am J Surg. 2003;185(2):127–30.

88. Fukushima KF, Carmo LA, Borinelli AC, Ferreira CW. Frequency and associated factors of axillary web syndrome in women who had undergone breast cancer surgery: a transversal and retrospective study. Springerplus. 2015;4:112.

89. Kim SJ, Park YD. Effects of complex decongestive physiotherapy on the oedema and the quality of life of lower unilateral lymphoedema following treatment for gynecological cancer. Eur J Cancer Care (Engl). 2008;17(5):463–8.

90. Devoogdt N, Van Kampen M, Geraerts I, Coremans T, Christiaens MR. Lymphoedema Functioning, Disability and Health questionnaire (Lymph-ICF): reliability and validity. Phys Ther. 2011;91(6):944–57.
91. Keeley V. Pharmacological treatment for chronic oedema. Br J Community Nurs. 2008;13(4):S4, s6, s8–10.
92. Hoimyr H, Sperling ML von, Rokkones KA, Stubhaug A, Finnerup K, Jensen TS, Finnerup NB. Persistent pain after surgery for cutaneous melanoma. Clin J Pain. 2012;28(2):149–56.
93. Stubblefield MD, Keole N. Upper body pain and functional disorders in patients with breast cancer. Pm R. 2014;6(2):170–83.
94. Stubblefield MD, Custodio CM. Upper-extremity pain disorders in breast cancer. Arch Phys Med Rehabil. 2006;87(3 Suppl 1):S96–9 (quiz S100–1).
95. Shamley D, Lascurain-Aguirrebena I, Oskrochi R. Clinical anatomy of the shoulder after treatment for breast cancer. Clin Anat. 2014;27(3):467–77.
96. Crosbie J, Kilbreath SL, Dylke E, Refshauge KM, Nicholson LL, Beith JM, et al. Effects of mastectomy on shoulder and spinal kinematics during bilateral upper-limb movement. Phys Ther. 2010;90(5):679–92.
97. Dijkstra PU, Wilgen PC van, Buijs RP, Brendeke W, Goede CJ de, Kerst A, et al. Incidence of shoulder pain after neck dissection: a clinical explorative study for risk factors. Head Neck. 2001;23(11):947–53.
98. Wilgen CP van, Dijkstra PU, Laan BF van der, Plukker JT, Roodenburg JL. Shoulder complaints after nerve sparing neck dissections. Int J Oral Maxillofac Surg. 2004;33(3):253–7.
99. Cardoso LR, Rizzo CC, Oliveira CZ de, Dos Santos CR, Carvalho AL. Myofascial pain syndrome after head and neck cancer treatment: prevalence, risk factors, and influence on quality of life. Head Neck. 2014.
100. Shin HJ, Shin JC, Kim WS, Chang WH, Lee SC. Application of ultrasound-guided trigger point injection for myofascial trigger points in the subscapularis and pectoralis muscles to post-mastectomy patients: a pilot study. Yonsei Med J. 2014;55(3):792–9.
101. Fernandez-Lao C, Cantarero-Villanueva I, Fernandez-de-Las-Penas C, Del-Moral-Avila R, Menjon-Beltran S, Arroyo-Morales M. Development of active myofascial trigger points in neck and shoulder musculature is similar after lumpectomy or mastectomy surgery for breast cancer. J Bodyw Mov Ther. 2012;16(2):183–90.
102. Quintner JL, Bove GM, Cohen ML. A critical evaluation of the trigger point phenomenon. Rheumatology (Oxford). 2015;54(3):392–9.
103. Bennett MI, Rayment C, Hjermstad M, Aass N, Caraceni A, Kaasa S. Prevalence and aetiology of neuropathic pain in cancer patients: a systematic review. Pain. 2012;153(2):359–65.
104. Peuckmann V, Ekholm O, Rasmussen NK, Groenvold M, Christiansen P, Moller S, et al. Chronic pain and other sequelae in long-term breast cancer survivors: nationwide survey in Denmark. Eur J Pain. 2009;13(5):478–85.
105. Kim JH, Dougherty PM, Abdi S. Basic science and clinical management of painful and non-painful chemotherapy-related neuropathy. Gynecol Oncol. 2015;136(3):453–9.
106. Loukas M, Louis RG Jr, Wartmann CT. T2 contributions to the brachial plexus. Neurosurgery. 2007;60(2 Suppl 1):ONS13–8 (discussion ONS8).
107. Burton AW, Fanciullo GJ, Beasley RD, Fisch MJ. Chronic pain in the cancer survivor: a new frontier. Pain Med. 2007;8(2):189–98.
108. Elahi F, Callahan D, Greenlee J, Dann TL. Pudendal entrapment neuropathy: a rare complication of pelvic radiation therapy. Pain Physician. 2013;16(6):E793–7.
109. Maranzano E, Bellavita R, Floridi P, Celani G, Righetti E, Lupattelli M, et al. Radiation-induced myelopathy in long-term surviving metastatic spinal cord compression patients after hypofractionated radiotherapy: a clinical and magnetic resonance imaging analysis. Radiother Oncol. 2001;60(3):281–8.
110. Gonzales GR, Tuttle SL, Thaler HT, Manfredi PL. Central pain in cancer patients. J Pain. 2003;4(6):351–4.
111. Caro-Moran E, Diaz-Rodriguez L, Cantarero-Villanueva I, Galiano-Castillo N, Arroyo-Morales M, Fernandez-Lao C. Nerve pressure pain hypersensitivity and upper limb mechanosensitivity in breast cancer survivors: a case-control study. Pain Med. 2014;15(10):1715–23.
112. Fernandez-Lao C, Cantarero-Villanueva I, Fernandez-de-las-Penas C, Del-Moral-Avila R, Menjon-Beltran S, Arroyo-Morales M. Widespread mechanical pain hypersensitivity as a sign

of central sensitization after breast cancer surgery: comparison between mastectomy and lumpectomy. Pain Med. 2011;12(1):72–8.

113. Sanchez-Jimenez A, Cantarero-Villanueva I, Molina-Barea R, Fernandez-Lao C, Galiano-Castillo N, Arroyo-Morales M. Widespread pressure pain hypersensitivity and ultrasound imaging evaluation of abdominal area after colon cancer treatment. Pain Med. 2014;15(2):233–40.

114. Vilholm OJ, Cold S, Rasmussen L, Sindrup SH. Sensory function and pain in a population of patients treated for breast cancer. Acta Anaesthesiol Scand. 2009;53(6):800–6.

115. Cantarero-Villanueva I, Fernandez-Lao C, Fernandez-de-Las-Penas C, Lopez-Barajas IB, Del-Moral-Avila R, de la-Llave-Rincon AI, Arroyo-Morales M. Effectiveness of water physical therapy on pain, pressure pain sensitivity, and myofascial trigger points in breast cancer survivors: a randomized, controlled clinical trial. Pain Med. 2012;13(11):1509–19.

116. Fernandez-Lao C, Cantarero-Villanueva I, Fernandez-de-Las-Penas C, Del-Moral-Avila R, Arendt-Nielsen L, Arroyo-Morales M. Myofascial trigger points in neck and shoulder muscles and widespread pressure pain hypersensitivtiy in patients with postmastectomy pain: evidence of peripheral and central sensitization. Clin J Pain. 2010;26(9):798–806.

117. Edwards RR, Mensing G, Cahalan C, Greenbaum S, Narang S, Belfer I, et al. Alteration in pain modulation in women with persistent pain after lumpectomy: influence of catastrophizing. J Pain Symptom Manage. 2013;46(1):30–42.

118. Schreiber KL, Martel MO, Shnol H, Shaffer JR, Greco C, Viray N, et al. Persistent pain in postmastectomy patients: comparison of psychophysical, medical, surgical, and psychosocial characteristics between patients with and without pain. Pain. 2013;154(5):660–8.

119. Peppone LJ, Janelsins MC, Kamen C, Mohile SG, Sprod LK, Gewandter JS, Kirshner JJ, et al. The effect of YOCAS(c)((R)) yoga for musculoskeletal symptoms among breast cancer survivors on hormonal therapy. Breast Cancer Res Treat. 2015;150(3):597–604.

120. Irwin ML, Cartmel B, Gross CP, Ercolano E, Li F, Yao X, et al. Randomized exercise trial of aromatase inhibitor-induced arthralgia in breast cancer survivors. J Clin Oncol. 2015;33(10):1104–11.

Klinisch redeneren bij pijnpatiënten: van diagnostiek tot behandeling aan de hand van een casus

Dit hoofdstuk is gebaseerd op Nijs J, De Kooning M, Malfliet A, Jones MA. Applying contemporary pain neuroscience for a patient with maladaptive central sensitization.In:Jones MA, et al. (Eds). Clinical reasoning for manual therapists. 2nd ed. 2015. Vertaling en samenvatting met toestemming van de uitgeverij.

J. Nijs, *Centrale sensitisatiepijn in de klinische praktijk*,
DOI 10.1007/978-90-368-0925-2_4, © 2016 Bohn Stafleu van Loghum, onderdeel van Springer Media BV

4.1   Inleiding

In dit hoofdstuk maken we de theorie van de voorgaande hoofdstukken 'tastbaar', door deze toe te passen bij een patiënt met chronische nekpijn. De patiënte in kwestie verleende ons mondeling en schriftelijk toestemming om haar casus op anonieme wijze weer te geven. Het betreft een vrij typische chronische pijnpatiënt – veel van de kenmerken die ze vertoont alsook de uiteindelijke behandeling en doorgemaakte ontwikkeling vinden we terug bij andere chronische pijnpatiënten. De volledige weergave van de klinische redenering in dit hoofdstuk kan als modelvoorbeeld dienen voor clinici om de eigen klinische redenering tot en met het uitvoeren en bijsturen van de behandeling te optimaliseren/actualiseren.

4.2   Anamnese

Anna is een 37-jarige patiënte die acht jaren geleden het slachtoffer was van een auto-ongeluk met traumatische nekpijn tot gevolg. Een arts gespecialiseerd in fysische geneeskunde en revalidatie verwijst de patiënte naar ons door. Op het moment van het ongeluk bestuurde Anna zelf de auto en ze droeg ook een autogordel. Ze is actief als docente in het hoger onderwijs, en de dag na het ongeluk ging ze weer aan het werk, maar dit ging gepaard met concentratieproblemen, hoofdpijn en verhoogde gevoeligheid voor daglicht en geluid. Daarom ging ze na haar werk naar haar huisarts. Deze vroeg beeldvormend onderzoek aan en adviseerde haar een tijd niet te gaan werken. Van de verzekering moest ze na drie maanden arbeidsongeschiktheid weer aan het werk, maar daartoe voelde ze zich niet in staat. Ze nam haar verlofdagen op om zo haar herstelperiode te kunnen verlengen. Uiteindelijk ging ze pas twee jaar na het verkeersongeval weer aan het werk.

De initiële beeldvormende onderzoeken na het ongeval (radiografische opnamen en nucleaire magnetische resonantie (NMR) beeldvorming of van de cervicale wervelkolom en het hoofd) toonden geen traumatische letsels, alleen enige beperkte degeneratieve veranderingen van de C_{4-5} facetgewrichten en anterieure bulging van de C_{5-6} tussenwervelschijf. Drie jaar later werd bij een herevaluatie vastgesteld dat deze degeneratieve verschijnselen stabiel waren gebleven. Enkele maanden voor haar eerste afspraak bij ons onderging ze een derde NMR-onderzoek met opnieuw dezelfde bevindingen.

Intussen heeft Anna al een hele tijd te kampen met whiplashgerelateerde stoornissen (WGS – Engels: 'whiplash associated disorders') met onder meer schouder- en nekpijn uitstralend naar de arm, hoofdpijn, concentratiestoornissen, vermoeidheid, slaapstoornissen en overgevoeligheid voor licht en geluid. Anna omschrijft haar nek- en schouderpijn als 'vermoeiend en vaag'. Nu en dan ontstaan er gevoelsstoornissen (doof gevoel) in de beide armen en handen. De symptomen variëren in de tijd, maar op de lange termijn is er weinig verandering.

In het dagelijks leven ondervindt Anna moeilijkheden met uitkleden, voorwerpen tillen, lange tijd wandelen of rechtop staan, naar beneden of omhoog kijken en tijdens huishoudelijke taken (voornamelijk tijdens reiken). Deze activiteiten provoceren afwisselend schouder-, nek- en hoofdpijn. Vóór het ongeval kon ze goed omgaan met stress, maar nu is ze erg angstig en prikkelbaar. Ze voelt zich niet meer in staat met alledaagse stressoren om te gaan. Momenteel werkt ze voltijds, maar buiten het werk rest er nauwelijks energie voor andere zaken. Haar sociale leven lijdt dan ook ernstig onder de problematiek, waardoor bijvoorbeeld het contact met vrienden verwatert. Dat is iets wat ze graag anders zou zien. Anna is gelukkig getrouwd en heeft twee kinderen (3 en 6 jaar oud). Haar echtgenoot is zeer begripvol en ondersteunend voor haar situatie, en vergezelt haar ook tijdens de eerste afspraak.

Tijdens haar zoektocht naar een oplossing voor haar gezondheidsprobleem is ze uitgebreid onderzocht op eventueel neurologische en arteriële disfuncties (gespecialiseerde onderzoeken), maar steeds met een negatieve uitkomst. Er zijn geen comorbiditeiten en er zijn geen rode vlaggen.

In de acute posttraumatische fase werd haar geadviseerd een halskraag te dragen en deze te blijven dragen zolang het nodig was. Ze is in de afgelopen jaren al bij verschillende kinesitherapeuten in behandeling geweest, maar in het beste geval was er een kortetermijneffect. Zo probeerde ze oefentherapie, manuele therapie, elektrotherapie en massage. Op dit moment neemt ze spierontspanners en pijnstillers (acetaminophen = paracetamol) op geleide van pijn, maar ze ervaart deze medicatie als steeds minder effectief. Ze ondergaat nu geen andere behandelingen.

4.3 Vragenlijsten

Op de Pain Catastrophizing Scale [1] komt Anna tot een totaalscore van 30/52, met een lage score op de subschaal uitvergroten van pijn (5/12), maar hoge scores op de subschalen hulpeloosheid (15/24) en piekeren over pijn (10/16). De verkorte Illness Perceptions Questionnaire [2] leert ons:

- dat Anna denkt dat de verhoogde spierspanning alsook te veel doen haar gezondheidsprobleem in stand houdt;
- dat ze weinig begrijpt van haar gezondheidstoestand;
- dat ze ervan uitgaat dat de pijn nog lang zal voortduren;
- dat ze zich zorgen maakt over haar gezondheidsprobleem; en
- dat ze er niet in slaagt om controle (eigeneffectiviteit) over haar pijn te krijgen.

De Pain Vigilance and Awareness Questionnaire [3] leert ons dat Anna duidelijk pijnhypervigilantie vertoont.

4.4 Klinisch onderzoek

De houding van Anna in zit en stand werd geëvalueerd, maar zonder noemenswaardige bevindingen. Ook het passief bewegingsonderzoek van de cervicale wervelkolom was normaal, maar tijdens het actief bewegingsonderzoek waren er beperkingen in de flexie en gecombineerde nekextensie en -rotaties (beperkt en pijnlijk in alle richtingen). Anna gaf ook aan dat ze het eng vond haar hoofd naar achter te bewegen. Het *bewegingsonderzoek* van de schoudergordel was negatief, en Anna vertoonde een normaal ademhalingspatroon. In zit werd de craniocervicale flexietest uitgevoerd en deze was indicatief voor de aanwezigheid van verminderde actie van de diepe cervicale flexoren [4]. Het *palpatieonderzoek* leerde ons dat de m. trapezius en de hoogcervicale musculatuur van Anna enigszins hypertoon waren, maar zonder actieve trigger points. Zoals wel vaker bij patiënten met chronische WGS vertoonde Anna een vage en inconsistente respons op de neurodynamische testen (vroegere upper limb tension tests) van de nervus medianus, ulnaris en radialis.

Ook werd met een analoge Fisher *drukalgometer* (Force Dial model FDK 40 Push Pull Force Gage, Wagner Instruments, P.O.B. 1217, Greenwich CT 06836) de druk-pijndrempel op verschillende anatomische lokalisaties bepaald: de rechter spierbuik van de m. trapezius (halverwege tussen de processes spinosus van Th1 en het laterale deel van het acromion), haar rechter hand (midden van de eerste metacarpaal) en het midden van haar rechter kuit. De drukpijndrempel wordt bepaald door gelei-delijke toename in druk (1 kg/s) met de drukalgometer tot de patiënt pijn ervaart.

Dankzij de drukalgometrie kan er ook een evaluatie gemaakt worden van de vanuit het brein georkestreerde endogene pijnstilling. Meer in het bijzonder werd het paradigma van 'conditioned pain modulation' (beschreven in ▶ H. 2) toegepast, door rond Anna's linker bovenarm ischemische compressie te induceren. Dit werd gedaan door een bloeddrukmanchet op te pompen (met een snelheid van 20 mmHg/s) tot Anna een pijnintensiteit van 3/10 op een verbale schaal ervoer (0 = geen pijn; 10 = ergst mogelijke pijn) [5]. Tijdens het aanhouden van deze ischemische druk ter hoog-te van de linker bovenarm werd de eerder uitgevoerde en eerder beschreven drukal-gometrie op dezelfde anatomische plaatsen herhaald. Deze methode om pijnstilling te evalueren toonde op groepsniveau aan dat de endogene pijnstilling bij patiënten met chronische WGS disfunctioneel is in vergelijking met gezonde, pijnvrije contro-lepersonen [5]. Anna's resultaten van dit drukalgometrisch onderzoek suggereerden een disfunctionele pijnstilling in de benen (nauwelijks toename van baseline – 6,8 kg tot 7,2 tijdens ischemische druk) en de nek (nauwelijks toename: van 2,0 naar 2,6 kg), maar niet ter hoogte van de hand (7,2 kg → 13,4).

In tegenstelling tot het onvermogen van Anna om haar pijnstilling in rust te activeren, vertoonde ze wel een fysiologische pijnrespons op een korte fietstest op een fietsergometer (4 minuten fietsen tegen een weerstand van 50 Watt met staps-gewijs toenemende weerstand van 25 Watt per minuut). Onmiddellijk na deze li-chamelijke inspanning waren de drukpijndrempelwaarden toegenomen ter hoogte van de rechter hand (8,25 kg bij baseline naar 9,20 onmiddellijk na het fietsen) en rechter onderbeen (6,8 kg naar 10,6). De kleine toename in drukpijndrempel moet niet meteen geïnterpreteerd worden als een belangrijk verschil, maar bij chronische pijnpatiënten is alleen al het niet-dalen van de drukpijndrempelwaarde na inspan-ning van belang [6].

Klinisch redeneren met betrekking tot de differentiaaldiagnostiek van de verschillende pijntypen – casus

In de eerste plaats onderzochten we of neuropathische pijn mogelijk bijdraagt aan de gezondheidsproblematiek van Anna. Daarvoor stelden we onszelf ver-schillende vragen zoals eerder beschreven in dit handboek (▶ H. 3). De vragen zijn hierna weergegeven met een toelichting toegepast op Anna's situatie [7, 8].

— *Is er bewijs voor de aanwezigheid van schade of een ziekte van het centraal of perifeer zenuwstelsel?*
Bij Anna vonden we geen bewijs voor de aanwezigheid van schade of een ziekte van het zenuwstelsel. Eventuele schade van het zenuwstelsel is uiter-aard mogelijk als gevolg van het auto-ongeval, maar indien aanwezig bete-kent dat uitsluiting van de diagnose graad 1 tot 3 WGS [9]. Gespecialiseerde

onderzoeken uitgevoerd bij Anna konden dergelijke schade aan het zenuwstelsel (perifere zenuwen, ruggenmerg of brein) niet vaststellen.

- *Indien er comorbiditeiten aanwezig zijn, zijn deze te relateren aan neuropathische pijn?*
  Anna vertoont niet dergelijke comorbiditeiten.
- *Is de pijnverdeling neuroanatomisch logisch?*
  Neen, de pijnverdeling die Anna rapporteert (nekpijn in combinatie met
  hoofdpijn, pijn in beide schouders en soms uitstralend naar beide armen en
  handen) is niet neuroanatomisch logisch. Daarvoor is de pijn te uitgebreid en
  blijft deze niet beperkt tot enkele segmenten. Ook het bilaterale aspect van
  de pijn is niet neuroanatomisch logisch op grond van de aanwezige voorge-
  schiedenis en geobjectiveerde disfuncties.
- *Ervaart de patiënt brandende, schietende of prikkende pijn?*
  Neen, want Anna omschrijft haar pijn als vaag en vermoeiend/vervelend.
- *Zijn er gevoelsstoornissen aanwezig en vertonen deze een neuroanatomische
  lokalisatie?*
  Anna ervaart soms gevoelsstoornissen in beide handen en beide armen,
  maar deze symptomen zijn niet continu aanwezig en vertonen duidelijk
  geen neuroanatomische logica.

Gebruikmakend van deze vragen werd duidelijk, dat er bij Anna geen sprake kan
zijn van neuropathische pijn die de klachten domineert. Hierdoor blijven er twee
mogelijkheden over: dominant nociceptieve en centrale sensitisatiepijn. Om
deze differentiaaldiagnostiek uit te voeren, werd er gebruikgemaakt van de diagnostische beslisboom weergegeven in ◘ fig. 4.1. Het doorlopen van ieder van de
drie stappen in de beslisboom wordt hierna toegelicht.

Criterium 1: pijnervaring die disproportioneel is met de mate en aard van de eventueel aanwezige weefselschade en/of pathologie

Om dit eerste criterium te screenen werden de objectieve disfuncties afgewogen
tegen de aanwezige pijn. Zoals eerder toegelicht werden er op verschillende
tijdstippen beeldvormende onderzoeken uitgevoerd, maar de daarbij aange-
toonde disfuncties en afwijkingen zijn te beperkt om de uitgebreide en ernstige
pijnklachten van Anna te verklaren. Verder stelden we tijdens het klinisch onderzoek verhoogde spierspanning vast in de cervicale musculatuur, maar deze was
beperkt in intensiteit en anatomische lokalisatie (alleen in de musculus trapezius,
mm. scaleni en hoogcervicale musculatuur). Ook stelden we bij Anna verminderde neuromusculaire controle van de cervicale wervelkolom vast, suggestief
voor verminderde actie van de diepe cervicale flexoren, wat frequent voorkomt
bij patiënten met chronische WGS [10, 11]. We vroegen ons af of deze disfuncties
(opgeteld) het klachtenbeeld, in het bijzonder de aanwezige pijn, bij Anna kunnen verklaren.

Met betrekking tot de vastgestelde spierhypertonie besloten we dat deze te
beperkt is in intensiteit en anatomische lokalisatie om de uitgebreide, ernstige
en sterk variërende pijnklachten bij Anna te verklaren. Ze had immers eerder behandeling van deze spierhypertonie geprobeerd (hands-on myofasciale behandeling), met zeer beperkt resultaat. Uit uitgebreid wetenschappelijk onderzoek

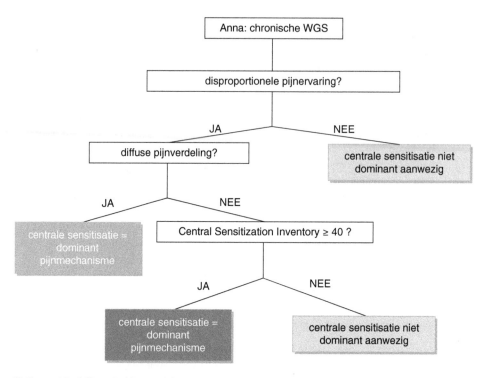

Anna: chronische WGS

disproportionele pijnervaring?

JA   NEE

diffuse pijnverdeling?   centrale sensitisatie niet dominant aanwezig

JA   NEE

centrale sensitisatie = dominant pijnmechanisme   Central Sensitization Inventory ≥ 40 ?

JA   NEE

centrale sensitisatie = dominant pijnmechanisme   centrale sensitisatie niet dominant aanwezig

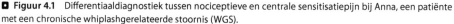

▣ Figuur 4.1   Differentiaaldiagnostiek tussen nociceptieve en centrale sensitisatiepijn bij Anna, een patiënte met een chronische whiplashgerelateerde stoornis (WGS).

weten we dat bij patiënten met traumatische nekpijn (WGS), in tegenstelling tot niet-traumatische nekpijn, verminderde neuromusculaire controle van de cervicale wervelkolom niet of nauwelijks klinisch van belang is [12]. Ook weten we dat behandeling met gerichte oefentherapie ter verbetering van de neuromusculaire disfuncties bij patiënten met chronische WGS niet leidt tot klinisch betekenisvolle vooruitgang in termen van pijnreductie en functioneel herstel [13]. Om al deze redenen besloten we dat ook deze cervicale disfuncties niet in grote mate bijdragen aan Anna's pijnklachten.

Samengevat: Anna vertoont geen of onvoldoende bewijs van actuele weefselschade, disfunctie(s) en/of pathologie om de aanwezige pijnintensiteit en ervaren beperkingen te verklaren. Er is aan het eerste criterium voldaan en de clinicus dient de twee resterende criteria te screenen (▣ fig. 4.1). De differentiaaldiagnostiek is nog niet ten einde.

Criterium 2: diffuse pijnverdeling, allodynie en hyperalgesie
Neen, de verspreiding van de aanwezige pijn stemt niet overeen met de anatomische lokalisatie van de aanwezige weefselschade, pathologie en/of disfunctie zoals vastgesteld bij de pijnpatiënt. Er kan dus bij Anna geen sprake zijn van een neuroanatomisch logische (plausibele) pijnverdeling. Anna vertoont een diffuse pijnverdeling met pijn variërend in anatomische lokalisatie en een niet-segmentaal gerelateerde pijnverspreiding. Conform de beslisboom uit ▣ fig. 4.1 voldoet

Anna aan de eerste twee criteria, wat voldoende is voor het diagnosticeren van dominant centrale sensitisatiepijn. Om de klinische redenering verder te illustreren bespreken we toch ook nog het derde criterium.

Criterium 3: overgevoeligheid van de zintuigen buiten het musculoskeletaal stelsel

Anna ervaart al geruime tijd overgevoeligheid voor licht en geluid, wat aansluit bij dit criterium. Op het moment van het onderzoek en opstarten van de behandeling voor Anna was de Central Sensitization Inventory [14] nog niet beschikbaar.

We besluiten dat Anna een dominant centrale sensitisatiepijn vertoont, wat duidelijke implicaties heeft voor de in te stellen behandeling. Dit sluit niet uit dat er bij Anna helemaal geen sprake (meer) is van actuele nociceptie, bijvoorbeeld uit de hypertone musculatuur. Het impliceert wel dat eventueel aanwezige nociceptie op dit moment niet meer klinisch van belang is, omdat overprikkeling van de pijnbanen in het centraal zenuwstelsel het klachtenbeeld van Anna is gaan domineren. De behandelfocus dient daarom gericht te zijn op het reduceren van die overprikkeling van de pijnbanen in het centraal zenuwstelsel in plaats van op het behandelen van de perifere pijnbronnen (zoals de hypertone spieren of de neuromusculaire disfuncties in de diepe cervicale musculatuur).

Dat Anna een dominant centrale sensitisatiepijn vertoont, sluit aan bij de conclusies van twee systematische literatuuronderzoeken naar de wetenschappelijke bewijsvoering over centrale sensitisatie bij chronische WGS [15, 16]. Beide reviews besloten dat er uitgebreid en consistent bewijs is voor centrale sensitisatie bij patiënten met chronische WGS, en dat deze centrale sensitisatie de behandelfocus moet zijn. Het gegeven dat de endogene pijnstilling (conditioned pain modulation) tijdens het klinisch onderzoek bij Anna ook disfunctioneel bleek te zijn, sluit aan bij de diagnose dominant centrale sensitisatiepijn.

> Merk op dat een systematisch literatuuronderzoek naar de aanwezigheid van centrale sensitisatie bij idiopathische, niet-traumatische chronische nekpijn uitwees dat in er deze populatie nauwelijks sprake is van centrale sensitisatie [17].

4.5 Behandeling

De behandeling voor Anna bestond uit een combinatie van pijneducatie, stressmanagement, graded activity en oefentherapie gericht op het hertrainen van het pijngeheugen [18].

Omdat uit voorgaande klinische redenering naar voren is gekomen dat centrale sensitisatie de aanwezige pijn bij Anna domineert, focussen we in de behandeling niet op de eventueel aanwezige perifere bronnen van nociceptie, maar wel op het desensitiseren van het pijnsysteem in het centraal zenuwstelsel. De gekozen behandelverrichtingen zijn dan ook primair als top-down behandelmethoden te beschouwen, oftewel behandelmethoden die erop gericht zijn de top-down pijnstilling te activeren en de top-down pijnversterking te reduceren.

Omdat de hypertone spieren of de neuromusculaire disfuncties in de diepe cervicale musculatuur niet als klinisch betekenisvol worden beschouwd, nemen we deze ook niet mee als behandelfocus. Ieder van de top-down behandelonderdelen wordt hierna en in het volgend hoofdstuk meer in detail toegelicht.

4.5.1 Pijneducatie

Uit de initiële evaluatie leerden we onder meer dat Anna hulpeloos is ten aanzien van de pijn, piekert over pijn, denkt dat de verhoogde spierspanning en 'te veel doen' haar gezondheidsprobleem in stand houdt, weinig begrijpt van haar gezondheidstoestand, ervan uitgaat dat de pijn nog lang zal blijven duren, zich zorgen maakt over haar gezondheidsprobleem, er niet in slaagt controle over haar pijn te krijgen en pijnhypervigilantie vertoont. Deze maladaptieve overtuigingen, pijnpercepties en -cognities moeten worden aangepakt, voordat er met andere onderdelen van de behandeling wordt gestart. Stel dat we starten met oefentherapie of stressmanagement, dan is er weinig kans dat deze effectief zullen zijn bij Anna, vooral omdat:

- ze weinig geloof zal hechten aan de werkzaamheid van deze behandelingen *voor haar pijn*;
- ze niet voldoende motivatie zal vinden om deze actieve behandelmethoden uit te voeren;
- ze eventueel onmiddellijke reacties (bijv. acute pijntoename na oefentherapie) verkeerd zal interpreteren als '*die oefening richt nog meer schade aan in mijn nek*'.

Daarom werd er gestart met intensieve pijneducatie gericht op pijnneurowetenschappelijke inzichten. De focus van deze pijneducatie was het veranderen van haar overtuigingen ten aanzien van haar pijn. We maakten aan Anna duidelijk, dat door de aanwezige centrale sensitisatie, pijn niet langer een betrouwbaar lichaamssignaal is. Integendeel, door de aanwezige centrale sensitisatie worden allerlei niet-gevaarlijke prikkels, zoals propriosensorische stimuli afkomstig uit de cervicale regio, als gevaarlijk beschouwd, alleen maar omdat het brein nog in de 'alarmfase' staat voor alles wat uit de cervicale regio komt. Het gevolg is, dat het brein pijn produceert als 'gevaarboodschapper'. Voor meer toelichting op deze vorm van pijneducatie verwijzen we naar ▶ H. 5 in dit boek.

Anna's echtgenoot vergezelde haar bij iedere therapiesessie, inclusief de pijneducatiesessies. Daar maakten we handig gebruik van door hem telkens opnieuw de sessies te laten bijwonen. Haar echtgenoot was zeer begripvol en ondersteunend voor (het revalidatieproces van) Anna, vanaf het begin van de pijneducatie. Dit impliceert een goede *sociale steun*, en dit is een wat miskende, maar zeer belangrijke, factor in een revalidatieproces voor iedere pijnpatiënt.

Tijdens de pijneducatie verwezen we ook naar de uitkomsten van het klinisch onderzoek.

- Wanneer de mogelijke rol van perifere pijnbronnen, zoals de hypertone spieren, besproken werd, verwezen we naar ons manueel palpatieonderzoek van haar cervicale musculatuur, en verduidelijkten we dat de spiertonus iets verhoogd is, maar niet in die mate dat die haar pijnklachten verklaart.

— Wanneer de top-down pijnstilling ter sprake kwam, verwezen we naar het drukalgometrisch onderzoek vóór versus na de fietsproef en de applicatie van de bloeddrukmanchet rond haar bovenarm. We verduidelijkten dat we *haar eigen* pijnstilling getest hebben en dat deze disfunctioneel bleek te zijn.

De pijneducatie bleef niet beperkt tot één sessie in combinatie met de informatie-brochure/educatiebundel, maar werd voortgezet tijdens de tweede en derde behandelsessie. Anna was vanaf de eerste sessie geboeid door de verkregen informatie en was leergierig. Anna is het type patiënt dat zich verdiept in de details van de verkregen informatie; andere pijnpatiënten kunnen gelijksoortige effecten dankzij pijneducatie ervaren zonder zoveel informatie op te nemen of te verlangen; dat varieert van patiënt tot patiënt. Deze leergierige houding resulteerde bij Anna al snel in een reconceptualisatie van het begrip pijn, samengaand met een genormaliseerd pijncatastroferen en pijnvigilantie.

Kennis en inzicht alleen waren voor Anna echter *onvoldoende om haar eigen-effectiviteit te vergroten*. Anna kan de vergaarde kennis niet zelf vertalen naar adequate pijncopingstrategieën. Daarin staat Anna niet alleen, meestal hebben pijnpatiënten therapeutische ondersteuning nodig om te leren de vergaarde kennis te vertalen naar voor hen effectieve pijncopingstrategieën. Daarvoor is de verdere revalidatie bestemd, en daarom is pijneducatie op zichzelf geen (voldoende) behandeling, maar eerder het creëren van de voorwaarden voor effectieve pijnrevalidatie.

4.5.2 Stressmanagement

Anna vertoonde, net als zoveel patiënten met chronische pijn en in het bijzonder posttraumatische pijn zoals WGS, een duidelijk onvermogen om gepast om te gaan met dagelijkse stressoren. Dit sluit aan bij de bevindingen van fysiologische studies, waaruit blijkt dat patiënten met chronische WGS een disfunctionele stressrespons vertonen [19-24]. Zowel het kortetermijn (het sympathisch deel van het autonoom zenuwstelsel) als het langetermijn stressresponsesysteem (de hypothalamus-hypofyse-bijnieras) functioneert niet meer naar behoren in respons op stress. (Voor de fysiologische achtergrond van de disfunctionele stressrespons bij chronische pijnpatiënten verwijzen we naar ▶ H. 2.) Daarom werd het verbeteren van Anna's vermogen om met dagelijkse stressoren om te gaan als een van de behandeldoelstellingen geformuleerd, en startten we al vroeg in de revalidatie met het stressmanagementluik.

Stressmanagement
In totaal bracht Anna vijftien bezoeken aan onze dienst revalidatie in het ziekenhuis: de eerste maal alleen voor evaluatie en bespreking van behandelmogelijkheden, en de overige veertien sessies voor behandeling (14 sessies verspreid over 6 maanden). Van die veertien sessies werden er zeven deels gewijd aan stressmanagement [25]. Vaak nam het onderdeel stressmanagement in één behandelsessie maar vijftien minuten in beslag en werd dit gecombineerd met bijvoorbeeld het vervolg van de opbouwende oefentherapie.

Ook de theoretische rationale als praktijkvoering van stressmanagement voor pijnpatiënten komt uitgebreid aan bod in ► H. 5.

4.5.3   Graded activity en oefentherapie om haar pijngeheugen te 'hertrainen'

Omdat Anna tijdens de initiële evaluatie met een verhoging van haar drukpijndrempels reageerde op de korte fietsproef, gingen we ervan uit dat de endogene pijnstilling in het lichaam van Anna goed geactiveerd wordt door oefentherapie. Toen Anna
eenmaal geleerd had over de centrale pijnmechanismen en de rol daarin van pijnstilling, konden we dit goed gebruiken om haar te overtuigen met lichaamsbeweging
en oefentherapie aan de slag te gaan. Lichaamsbeweging activeert haar *natuurlijke
pijnstilling* immers en werkt daarom pijnstillend.

> **Tijdscontingente aanpak van oefentherapie**
> Door de voorafgaande fase van pijneducatie kan Anna openstaan voor een
> *tijdscontingente aanpak van oefentherapie* en fysieke activiteit in de plaats van de
> pijncontingte aanpak zoals ze die de afgelopen jaren zelf heeft toegepast. Dat
> is van belang, want *pijnonafhankelijk werken tijdens oefentherapie* of dagelijkse
> activiteiten gaat in tegen onze intuïtie met pijn als waarschuwend signaal voor
> schade aan ons lichaam. Met andere woorden, de toepassing van de vergaarde
> kennis uit de pijneducatie in het dagelijks leven van de patiënt werd ook tijdens
> de graded activity (afhankelijk van de door Anna zelf geformuleerde functionele
> delen) en oefentherapie geconcretiseerd. Dat impliceert wel dat we in verschil-
> lende sessies met Anna de betekenis van pijntoename tijdens en na fysieke acti-
> viteiten en/of oefeningen bespraken.

Pas tijdens sessie 7 gingen we aan de slag met het hertrainen van Anna's pijngeheugen, specifiek gericht op activiteiten of bewegingen die Anna voorheen vermeed
(omdat ze ervan uitging dat deze 'gevaarlijk' waren voor haar nek). De oefeningen
waren in het bijzonder gericht op allerlei extensiebewegingen van het hoofd en de
cervicale wervelkolom en activiteiten zoals fietsen en rondkijken tijdens het wandelen, die gepaard gaan met dergelijke nek- en hoofdbewegingen. Ook de praktijk van
oefentherapie gericht op het pijngeheugen komt uitgebreid aan bod in ► H. 5.

4.6   Resultaat van de behandeling en conclusies

Het begin van de behandeling van Anna was moeilijk en kende een zeer trage progressie. Daarna evolueerde Anna erg goed. Haar gezondheidstoestand verbeterde
sterk, zelfs zoveel dat er halverwege het revalidatietraject bij haar een 'angst voor
terugval' ontstond, die we samen hebben aangepakt door dit rationeel te bespreken
door middel van een socratische dialoog.

Anna ervoer tijdens het revalidatietraject een duidelijke vermindering van (nek)
pijn en deze was drie jaar na afloop van de behandeling nog steeds gering. Meer

spectaculair was het functioneel herstel: ze was na afloop van de revalidatie weer in staat huishoudelijke taken met plezier uit te voeren, ze kon haar sociale leven weer oppakken en ze had weer plezier in haar werk.

Hoewel het bij casuïstiek nooit mogelijk is te achterhalen wat de verandering teweeg heeft gebracht, gaan wij ervan uit dat de verandering in pijnperceptie en -cognities voor de 'klik' heeft gezorgd. Anna heeft aardig wat tijd met ons doorgebracht om deze te bespreken en nieuwe inzichten te verwerven met betrekking tot haar gezondheidsprobleem. Toen deze eenmaal waren bijgestuurd, was onze taak gericht op het leren toepassen van deze nieuwe (pijnneurowetenschappelijke) inzichten in haar dagelijks leven. Dat het volledig veilig was haar cervicale mobiliteit weer in alle richtingen te gaan gebruiken, was voor haar een ware openbaring, en gaf haar het nodige vertrouwen om verder te werken. Ook haar therapietrouw was groot, met een bijzondere motivatie om haar leven weer zelf in handen te krijgen.

> **Tot besluit**
>
> **Samengevat kunnen we het volgende stellen:**
> - **Wanneer we niet gestart waren met uitgebreide pijneducatie was Anna waarschijnlijk niet in staat geweest om met bijvoorbeeld alleen een graded activity programma verder te komen.**
> - **Jammer genoeg reageren niet alle chronische pijnpatiënten even goed op deze vorm van behandeling. De conservatieve behandeling van chronische WGS blijft een discussiepunt in de wetenschappelijke literatuur [26, 27], maar langzamerhand boeken we vooruitgang, dankzij de implementatie van pijnneurowetenschappelijke kennis.**

Literatuur

1. Sullivan MJL, Bishop SR, Pivik J. The pain catastrophizing scale: development and validation. Psychol Assess. 1995;7:524–32.
2. Broadbent E, Petrie KJ, Main J, Weinman J. The brief illness perception questionnaire. J Psychosom Res. 2006;60(6):631–7.
3. Roelofs J, Peters ML, McCracken L, Vlaeyen JW. The pain vigilance and awareness questionnaire (PVAQ): further psychometric evaluation in fibromyalgia and other chronic pain syndromes. Pain. 2003;101(3):299–306.
4. Jull GA, O'Leary SP, Falla DL. Clinical assessment of the deep cervical flexor muscles: the craniocervical flexion test. J Manipulative Physiol Ther. 2008;31(7):525–33.
5. Daenen L, Nijs J, Roussel N, Wouters K, Van Loo M, Cras P. Dysfunctional pain inhibition in patients with chronic whiplash-associated disorders: an experimental study. Clin Rheumatol. 2013;32(1):23–31.
6. Nijs J, Kosek E, Van Oosterwijck J, Meeus M. Dysfunctional endogenous analgesia during exercise in patients with chronic pain: to exercise or not to exercise? Pain Physician. 2012;15(3 Suppl):ES205–13.
7. Treede RD, Jensen TS, Campbell JN, Cruccu G, Dostrovsky JO, Griffin JW, et al. Neuropathic pain: redefinition and a grading system for clinical and research purposes. Neurology. 2008;70(18):1630–5.
8. Haanpää M, Treede R. Diagnosis and classification of neuropathic pain. Pain: Clin Updates. 2010;XVII(7).
9. Spitzer WO, Skovron ML, Salmi LR, Cassidy JD, Duranceau J, Suissa S, Zeiss E. Scientific monograph of the Quebec Task Force on Whiplash-Associated Disorders: redefining 'whiplash' and its management. Spine (Phila Pa 1976). 1995;20(8 Suppl):1S–73S.

10. Elliott JM, O'Leary S, Sterling M, Hendrikz J, Pedler A, Jull G. Magnetic resonance imaging findings of fatty infiltrate in the cervical flexors in chronic whiplash. Spine (Phila Pa 1976). 2010;35(9):948–54.

11. Sterling M, Jull G, Vicenzino B, Kenardy J, Darnell R. Development of motor system dysfunction following whiplash injury. Pain. 2003;103(1–2):65–73.

12. Daenen L, Nijs J, Raadsen B, Roussel N, Cras P, Dankaerts W. Cervical motor dysfunction and its predictive value for long-term recovery in patients with acute whiplash-associated disorders: a systematic review. J Rehabil Med. 2013;45(2):113–22.

13. Jull G, Sterling M, Kenardy J, Beller E. Does the presence of sensory hypersensitivity influence outcomes of physical rehabilitation for chronic whiplash? – A preliminary RCT. Pain. 2007;129(1–2):28–34.

14. Mayer TG, Neblett R, Cohen H, Howard KJ, Choi YH, Williams MJ, et al. The development and psychometric validation of the central sensitization inventory. Pain Pract. 2012;12(4):276–85.

15. Van Oosterwijck J, Nijs J, Meeus M, Paul L. Evidence for central sensitization in chronic whiplash: a systematic literature review. Eur J Pain. 2013;17(3):299–312.

16. Stone AM, Vicenzino B, Lim EC, Sterling M. Measures of central hyperexcitability in chronic whiplash associated disorder – a systematic review and meta-analysis. Man Ther. 2013;18(2):111–7.

17. Malfliet A, Kregel J, Cagnie B, Kuipers M, Dolphens M, Roussel N, et al. Lack of evidence for central sensitization in idiopathic, non-traumatic neck pain: a systematic review. Pain Physician. 2015;18(3):223–36.

18. Nijs J, Van Oosterwijck J, De Hertogh W. Rehabilitation of chronic whiplash: treatment of cervical dysfunctions or chronic pain syndrome? Clin Rheumatol. 2009;28(3):243–51.

19. Radanov BP, Stefano G di, Schnidrig A, Ballinari P. Role of psychosocial stress in recovery from common whiplash [see comment]. Lancet. 1991;338(8769):712–5.

20. Radanov BP, Di Stefano G, Schnidrig A, Sturzenegger M. Psychosocial stress, cognitive performance and disability after common whiplash. J Psychosom Res. 1993;37(1):1–10.

21. Sterling M, Jull G, Vicenzino B, Kenardy J. Sensory hypersensitivity occurs soon after whiplash injury and is associated with poor recovery. Pain. 2003;104(3):509–17.

22. Sterling M, Kenardy J. The relationship between sensory and sympathetic nervous system changes and posttraumatic stress reaction following whiplash injury – a prospective study. J Psychosom Res. 2006;60(4):387–93.

23. McLean SA. The potential contribution of stress systems to the transition to chronic whiplash-associated disorders. Spine (Phila Pa 1976). 2011;36(25 Suppl):S226–32.

24. Gaab J, Baumann S, Budnoik A, Gmunder H, Hottinger N, Ehlert U. Reduced reactivity and enhanced negative feedback sensitivity of the hypothalamus-pituitary-adrenal axis in chronic whiplash-associated disorder. Pain. 2005;119(1–3):219–24.

25. Nijs J, Meeus M, Van Oosterwijck J, Roussel N, De Kooning M, Ickmans K, Matic M. Treatment of central sensitization in patients with 'unexplained' chronic pain: what options do we have? Expert Opin Pharmacother. 2011;12(7):1087–98.

26. Michaleff ZA, Maher CG, Lin CW, Rebbeck T, Jull G, Latimer J, Connelly L, Sterling M. Comprehensive physiotherapy exercise programme or advice for chronic whiplash (PROMISE): a pragmatic randomised controlled trial. Lancet. 2014;384(9938):133–41.

27. Nijs J, Ickmans K. Chronic whiplash-associated disorders: to exercise or not? Lancet. 2014;384(9938):109–11.

Behandeling van centrale sensitisatiepijn: bottom-up, top-down behandeling of beide?

Dit hoofdstuk is een update en uitbreiding van twee artikelen uit 2014: Nijs J. Fysiotherapie bij centrale sensitisatiepijn: bottom-up of top-downbehandeling? *Physios* 2014;4:4–11 en Nijs J, Malfliet A, Ickmans K, Baert I, Meeus M. Treatment of central sensitization in patients with 'unexplained' chronic pain: An update. *Expert Opinion on Pharmacotherapy* 2014;15(12):1671–83.

J. Nijs, *Centrale sensitisatiepijn in de klinische praktijk,*
DOI 10.1007/978-90-368-0925-2_5, © 2016 Bohn Stafleu van Loghum, onderdeel van Springer Media BV

5.1   Inleiding

Chronische pijn is een van de voornaamste socio-economische problemen. Dankzij wetenschappelijk onderzoek, begrijpen we nu veel meer van chronische pijn. De eerste inzichten met betrekking tot pijn waren gericht op nociceptie en de daaruit resulterende pijn. Met nociceptie doelen we op het activeren van nociceptoren in perifere weefsels, wat eventueel kan leiden tot een gewaarwording van pijn. Vervolgens was er de poorttheorie van Wall en Melzak [1], die een ware aardverschuiving in het pijnlandschap teweegbracht. De poorttheorie omvat onder meer het gegeven dat tactiele input in eenzelfde segment de nociceptieve transmissie kan beïnvloeden (i.e. dempen), maar ook dat de nociceptieve transmissie in de dorsale hoorn van het ruggenmerg beïnvloed wordt door afdalende banen vanuit het brein (zowel inhiberende als faciliterende banen). Meer recent kwamen er de inzichten met betrekking tot centrale sensitisatie bij als verklaringsmodel voor heel wat onbegrepen chronische pijnproblemen.

Centrale sensitisatie wordt gedefinieerd als een versterking van neurale signalen in het centrale zenuwstelsel, waardoor pijnovergevoeligheid ontstaat [2], of als een verhoging van de responsiviteit van de centrale zenuwstelselneuronen op de input afkomstig uit de unimodale en polymodale receptoren [3]. Deze definities zijn geïnspireerd door laboratoriumonderzoeken. Het besef groeit echter dat het concept centrale sensitisatie geïmplementeerd dient te worden in de klinische praktijk.

Er is momenteel afdoende wetenschappelijk bewijs dat centrale sensitisatie een voorname factor is voor tal van patiënten met chronische pijn, onder wie patiënten met whiplash [4], chronische lage rugpijn [5], artrose [6], hoofdpijn [7, 8], fibromyalgie [9], het chronischevermoeidheidssyndroom [10], reumatoïde artritis [11], patellapeesaandoeningen [12], schouder impingementsyndroom [13] en chronische tenniselleboog [14, 15].

Voor het herkennen van centrale sensitisatiepijn, en meer specifiek de differentiaaldiagnostiek tussen neuropathische, nociceptieve en centrale sensitisatiepijn, kunnen clinici gebruikmaken van internationale consensusrichtlijnen op basis van experts opinion [16]. Deze differentiaaldiagnostiek staat uitvoerig beschreven in ▶ H. 3. We begrijpen steeds meer van het mechanisme achter centrale sensitisatie en weten steeds beter bij welke medische diagnosen centrale sensitisatie in welke mate voorkomt. Desondanks blijft het moeilijk om centrale sensitisatiepijn te behandelen. Het afgelopen decennium is het internationaal besef gegroeid dat vermindering van centrale sensitisatie een behandeldoelstelling moet zijn bij tal van patiënten met chronische pijn. Getuige daarvan is het stijgend aantal effectiviteitsstudies waarbij centrale sensitisatie als een van de uitkomstmaten werd gebruikt [17–22].

Bij de behandeling van centrale sensitisatiepijn worden de pijlen in de eerste plaats vaak op het brein gericht (top-down aanpak) eerder dan op eventueel perifere nociceptieve input (bottom-up) (◘ fig. 5.1). Dit lijkt een logische keuze, te meer daar het behandelen van centrale sensitisatiepijn alleen aan de orde lijkt wanneer centrale sensitisatie het klinisch beeld van de patiënt domineert. Dat betekent dat u als clinicus heeft geoordeeld dat eventueel perifere nociceptieve input onmogelijk de door de patiënt ervaren pijnklachten kan verklaren, en bijgevolg ook niet het (hoofd)doel van de behandeling kan zijn.

Bij sommige patiënten liggen de zaken echter niet zo eenduidig, en is er zowel sprake van centrale sensitisatie als van een duidelijk objectiveerbare perifere

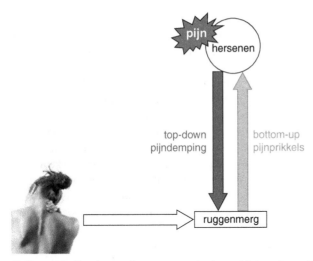

◘ Figuur 5.1   Top-down en bottom-up mechanismen bij centrale sensitisatiepijn.

pijnbron (bijv. artrosepatiënten). Bij dergelijke patiënten dringt de vraag zich op of behandeling van de perifere pijnbron voldoende is om de mate van centrale sensitisatie ook te reduceren.

In het eerste deel van dit hoofdstuk gaan we daarom in op de behandeling van perifere pijnbronnen voor de behandeling van centrale sensitisatiepijn. Daarna volgt een overzicht van de top-down behandelmogelijkheden voor centrale sensitisatiepijn.

5.2   De bottom-up behandeling: eliminatie van perifere nociceptieve bronnen

Patiënten die niet spontaan herstellen van een whiplashtrauma worden gekenmerkt door centrale sensitisatie [23], maar dat betekent nog niet dat er geen sprake kan zijn van een perifere (cervicale) bron van nociceptie. Zo worden de cervicale facetgewrichten vaak genoemd als mogelijke bron van nociceptie bij patiënten met chronische whiplashpijn [24]. De bewijskracht hiervoor is echter beperkt tot dieronderzoek [25] en post-mortem vaststellingen [26]. Ook zijn bij de meerderheid van de patiënten met chronische whiplashpijn geen cervicale disfuncties aantoonbaar door middel van magnetische resonantie beeldvorming (MRI) [27]. Bewegingsdisfuncties die men tijdens het klinisch onderzoek vaak vaststelt bij deze patiënten, zoals verminderde proprioceptie en (musculaire) bewegingscontrole, zijn niet van klinisch belang voor deze patiëntengroep [28] en worden daarom als epifenomenen geclassificeerd.

Uit recent onderzoek blijkt dat de cervicale facetgewrichten bij een minderheid van de chronische whiplashpatiënten een rol kunnen spelen bij het in stand houden van de centrale sensitisatiepijn [29, 30]. In een ongecontroleerde, observationele studie nam de mate van centrale sensitisatie af na cervicale *radiofrequente neurotomie* tot drie maanden na de behandeling [29]. Bij het uitvoeren van een radiofrequente behandeling wordt de zenuw of zenuwstructuur bewerkt met radiofrequente stroom, waardoor de pijngeleidende zenuwbanen verbrand worden. In deze studie werd de innervatie van de pijnlijke cervicale facetgewrichten onderbroken. De studie is echter alleen een beschrijving van de whiplashpatiënten die gunstig reageerden op cervicale radiofrequente neurotomie [30], en kan dus niet geëxtrapoleerd worden naar alle whiplashpatiënten.

Bij patiënten met artrose is er weinig discussie over het al dan niet aanwezig zijn van een in stand houdende bron van nocisensoriek. Daarom is men er in de medische wereld lang van blijven uitgaan dat artrosepijn per definitie alleen maar nocisensorisch van aard is. De actuele wetenschappelijke inzichten leren ons echter dat centrale sensitisatie manifest aanwezig is bij patiënten met artrose [6], en zelfs het klinisch beeld van 30 % van alle artrosepatiënten domineert [31]. Dat betekent uiteraard niet dat het gewricht (inclusief het subchondrale bot) als aanhoudende bron van nociceptie genegeerd mag worden. Het elimineren van de perifere nociceptie door het plaatsen van een gewrichtsprothese gaat op groepsniveau gepaard met een vermindering in de mate van centrale sensitisatie [32]. Tot 20 % van de patiënten met een knieprothese ervaart echter geen pijnreductie na de chirurgische ingreep [33–35]. Juist deze groep vertoont de meeste kenmerken van centrale sensitisatie [36] en ervaart ook bij chirurgische revisies van de prothese geen klachtenverbetering.

Welke conservatieve behandelopties zijn er aan te bevelen om eventueel aanwezige perifere bronnen van nociceptie te behandelen bij patiënten met centrale sensitisatiepijn? Van *myofasciale trigger points* is het bekend dat ze vaak voorkomen bij centrale sensitisatiepijn, spiernociceptoren activeren en zelfs het proces van centrale sensitisatie kunnen onderhouden/versterken [37–39]. Het biochemisch milieu van een myofasciaal trigger point heeft immers een lagere pH (is meer zuur), hogere concentraties aan substance P, 'calcitonin gene-related' peptide, tumornecrosefactor-alfa en interleukine-1β [38, 40]. Dit is een biochemisch milieu dat de perifere sensitisatie ten goede komt. Anderzijds zijn deze innovatieve onderzoeksresultaten (nog) niet bevestigd in onafhankelijk onderzoek, en worden er internationaal vraagtekens geplaatst bij het concept van myofasciale trigger points [41].¹

Enkele studies suggereren bovendien dat de behandeling van myofasciale trigger points de mate van centrale sensitisatie reduceert. Dit is het geval voor een onderzoek naar de behandeling van myofasciale trigger points met dry needling bij patiënten met acute mechanische nekpijn [42] en infiltraties/hydro-elektroforese toegepast in trigger points of pijnlijke gewrichten bij de behandeling van fibromyalgie [43]. Ook in deze pilotstudies worden deze bottom-up behandelmethoden voor centrale sensitisatiepijn echter bekeken in het licht van gecombineerde perifere en centrale effecten. Zo is het mogelijk dat bijvoorbeeld dry needling ook endogene pijnstillende mechanismen in het brein activeert [39].

Recent onderzoek toonde aan dat er voor patiënten met chronische pijn na whiplash geen toegevoegde waarde is van *dry needling* [44]. De studie illustreert bovendien opnieuw dat dit type behandelingen 'gevoelig' is voor placebo-effecten, wat anderzijds helemaal geen nadeel hoeft te zijn. De pijnstilling die men verkrijgt door het toepassen van placebobehandelingen komt immers neurofysiologisch in grote mate overeen met de pijnstilling die we beogen bij patiënten met centrale sensitisatie- of neuropathische pijn. Klinisch kan het echter problematisch worden, wanneer de patiënt zijn biomedische visie ('*ik voel de pijn in mijn nekspieren, dus als die spieren*

---

1   Voor een discussie met internationale experts over het al dan niet bestaan van myofasciale triggerpunten, zie ▶ http://www.paininmotion.be/nieuws-2015-myofascial-trigger-points.html.

los worden gemaakt zal het beter gaan') door een dergelijke 'lokale' behandeling versterkt ziet. Hierdoor daalt immers de therapietrouw voor andere onderdelen van de behandeling (in het bijzonder onderdelen waarbij de patiënt meer dan de therapeut vol aan de bak moet).

Tot slot

Voor dit deel kunnen we besluiten dat er voor sommige chronische pijnpatiënten aanwijzingen zijn dat perifere bronnen van nociceptie bijdragen aan de mate van pijn en centrale sensitisatie, en dat behandeling gericht op het reduceren van deze perifere nociceptie daarin een rol kan spelen. Verder onderzoek is echter aangewezen, alvorens hierover gerichte conclusies kunnen geformuleerd worden.

Actueel blijft de internationale trend dan ook om voor de behandeling van centrale sensitisatiepijn primair in te zetten op top-down behandelstrategieën, zoals verderop in deze bijdrage toegelicht. Daarbij komen pijnmedicatie, pijneducatie, stressmanagement, oefentherapie en cognitief-gedragsmatige revalidatie aan bod.

5.3 De top-down behandeling: de clinicus als breintherapeut bij de behandeling van centrale sensitisatiepijn

In dit deel lichten we de top-down behandeling toe zoals de clinicus die kan toepassen bij patiënten met centrale sensitisatiepijn. De focus van de behandeling is hier het brein, in die zin dat we trachten om de vanuit het brein georkestreerde afdalende pijnbanen te beïnvloeden (i.e. activering van de top-down pijnstilling en inhibitie van de top-down pijnversterking).

5.3.1 Pijnmedicatie

Voor een goed begrip: medicatie zoals niet-steroïdale anti-inflammatoire geneesmiddelen heeft een perifeer effect, en hoort daarom niet onder de noemer 'top-down behandeling van pijn' besproken te worden. Uiteraard kunnen deze middelen nuttig zijn, zoals in het beginstadium van artrose, maar in principe hebben ze een beperkte waarde in de behandeling van chronische pijn. Dit geldt in het bijzonder wanneer neuropathische pijn of centrale sensitisatie het dominante pijnmechanisme is. Het is dus vóór het gebruik van pijnmedicatie noodzakelijk een goede differentiaaldiagnostiek te maken betreffende het bij de patiënt op dit moment dominante pijnmechanisme.

Kenmerkend voor centraal werkende pijnmedicatie – geneesmiddelen die primair inwerken op het centraal zenuwstelsel en op deze wijze pijnreductie beogen – is dat deze optimaal gebruik tracht te maken van de pijn(neuro)fysiologie of -biochemie. Elk van de momenteel beschikbare pijngeneesmiddelen werkt in op één of meerdere biochemische en/of neurofysiologische mechanismen in het centraal zenuwstelsel. Zo zijn er de N-methyl-D-aspartaat (NMDA)-receptorblokkers die de NMDA-receptoren in het ruggenmerg blokkeren en zo de nociceptieve transmissie trachten tegen te gaan. Andere pijnmedicamenten stimuleren de beschikbaarheid van neurotransmitters zoals serotonine en/of noradrenaline, twee belangrijke neurotransmitters die vanuit het brein de pijnstilling orkestreren (zie ▶ H. 1). Het is aannemelijk dat van elk van de centraal werkende pijnmedicamenten, in het bijzonder de soorten die inwerken op het brein, minimaal een deel van de eventueel verkregen effecten toe te schrijven is aan de invloed op psychologische aspecten van pijn(perceptie). Dus kan een deel van de effecten van dergelijke pijnmedicamenten een gevolg zijn van het verbeterd vermogen van de pijnpatiënt om met de pijn om te gaan [45].

Hierna geven we een overzicht van veelgebruikte centraal werkende pijnstillers, zonder daarbij de ambitie te hebben volledig te zijn. Geïnteresseerde lezers die zich hierin willen verdiepen worden verwezen naar de gespecialiseerde en meer gedetailleerde vakliteratuur [46–56].

1. *Paracetamol* (of acetaminophen) wordt waarschijnlijk door velen onder de noemer van perifeer werkende pijnstillers gerangschikt. Toch heeft paracetamol primair een centraal effect. Paracetamol activeert de vanuit het brein georkestreerde pijnstilling [57], meer in het bijzonder de serotonerge afdalende pijnstillende banen [58, 59]. De veronderstelling is dat paracetamol hierdoor het periaqueductale grijs activeert, van waaruit het zowel de serotonerge als noradrenerge afdalende pijnstillende neuronen activeert in respectievelijk de rostrale ventromediale medulla en dorsolaterale pons. De pijnstillende effecten van paracetamol zijn echter vrij klein en van korte duur.

2. Een krachtigere manier om de pijnstillende mechanismen in het brein te activeren is de beschikbaarheid van neurotransmitters als noradrenaline en serotonine rechtstreeks te verhogen. Dit kan bijvoorbeeld door gebruik te maken van *selectieve serotonineheropnameremmers* (*SSRI's*), medicamenten die de heropname van serotonine in de synaptische spleet tussen neuronen vertragen, waardoor de neurotransmitter (in dit geval dus serotonine) langer beschikbaar blijft in die synaptische spleet en daardoor ook langer zijn effect op de postsynaptische cel kan bewerkstelligen.

    Door gebruik te maken van deze SSRI's worden de serotonerge afdalende pijnstillende banen in het centraal zenuwstelsel geactiveerd, waardoor onder meer in de dorsale hoorn van het ruggenmerg opioïdhoudende interneuronen worden gerekruteerd [60]. SSRI's, zoals fluoxetine en clomipramine, en ook de serotonineprecursor tryptofaan, kunnen bij dieren stressgeïnduceerde hyperalgesie (zie einde ▶ H. 2) voorkómen [61]. In het brein heeft serotonine meestal een pijnstillende werking, maar dit kan niet gegeneraliseerd worden naar het volledige centrale zenuwstelsel. Zo werden in het ruggenmerg receptoren geidentificeerd die serotonine kunnen binden, maar een snelle pijnversterkende actie vertonen [62].

3. Behalve de SSRI's is er nog een andere groep van antidepressiva die frequent gebruikt wordt voor de behandeling van zowel neuropathische als centrale sensitisatiepijn: de serotonine-noradrenalineheropnameremmers (SNRI's) (een veelgebruikt merk is duloxetine). Ze maken gebruik van hetzelfde werkingsmechanisme als hiervoor beschreven, doordat ze de heropname van neurotransmitters in de synaptische spleet tussen neuronen verhinderen. SSRI's doen dat alleen voor de neurotransmitter serotonine, maar SNRI's doen dat tegelijkertijd voor noradrenaline en serotonine, waardoor ze zowel de noradrenerge als

de serotonerge afdalende pijnstillende banen in het brein activeren [46]. Deze dubbele actie zou effectiever zijn dan alleen op serotonine inzetten [56]. Uit onderzoek naar de effectiviteit van SNRI's voor de behandeling van verschillende pijnproblemen onthouden we onder meer dat SNRI's effectief zijn voor de behandeling van fibromyalgie [63] en artrose [64], alsook dat ze de pijnstilling (i.e. conditioned pain modulation) activeren [65].

De vooroordelen over antidepressiva

SSRI's en SNRI's zijn in de volksmond bekend als antidepressiva. Patiënten met aanhoudende pijn die dergelijke medicatie voorgeschreven krijgen schrikken daarvan: het is voor hen vaak een indicatie dat de voorschrijver hen niet gelooft en ervan overtuigd is dat hun pijn 'tussen de oren zit'. De patiënt weet niet dat dergelijke medicatie behalve als antidepressivum ook als pijnstiller kan fungeren. Voldoende uitleg is in deze dus noodzakelijk, wil men therapietrouw bij de patiënt bewerkstelligen.

---

4. *Opioïden* worden frequent gebruikt voor de behandeling van (chronische) pijn, al blijft het gebruik ervan controversieel. Binnen de groep van opioïden zijn er tal van varianten, waaronder codeïne, dextropropoxyfeen, tramadol (dat een opioïde werking heeft en een SNRI is), buprenorfine, morfine, methadon, fentanyl en hydromorfon.

    Opioïden danken hun werking aan het binden op opioïdreceptoren zoals de μ_1, μ_2, δ_1, δ_2, κ_1, κ_2 en κ_3-opioïdreceptoren, waarvan de μ-opioïdreceptoren als de voornaamste kunnen worden beschouwd. Deze opioïdreceptoren zijn goed verspreid binnen het centraal zenuwstelsel: ze bevinden zich onder meer op neuronen in de lamina II, III, VIII en IX van de dorsale hoorn (bijv. op presynaptische Aδ- en C-vezels, en ook postsynaptisch op interneuronen en projectieneuronen), maar ook in de thalamus, het periaqueductale grijs, het limbische systeem en verschillende corticale gebieden [66].

    Morfine functioneert als een μ-opioïdagonist en δ-opioïdagonist, en zou bij dieren ook een deel van zijn pijnstillende werking te danken hebben aan het activeren van de dempende neurotransmitter gamma-aminoboterzuur (GABA – zie ▶ H. 2 en ook verderop in dit hoofdstuk) [67].

Opioïden: to use or not to use?

Het controversiële aspect van opioïde pijnmedicatie heeft betrekking op de mogelijkheid dat opioïden eerder sensitisatie dan desensitisatie kunnen veroorzaken, waardoor de pijn ook kan verergeren [68]. Men spreekt in dit verband van opioïdgeïnduceerde hyperalgesie, wat betekent dat de opioïden eerder de pijnversterkende mechanismen dan de pijnstillende mechanismen in het centraal zenuwstelsel activeren [69, 70]. Bovendien is er het verslavend aspect van opioïden [69]. Alles bij elkaar is grote behoedzaamheid noodzakelijk wanneer men gebruik wil maken van opioïden in de behandeling van chronische pijn. Dit impliceert onder meer het zorgvuldig selecteren van patiënten die hiervoor in aanmerking komen, en het nauwkeurig opvolgen tijdens de behandeling. De meeste praktijkrichtlijnen adviseren niet meer dan 90 tot 200 mg morfine per dag te gebruiken [71].

Tramadol is een wat nieuwer analgeticum, dat effect heeft op µ-opioïdreceptoren, maar de bindingsaffiniteit van tramadol voor opioïdreceptoren in het brein zou vrij beperkt zijn [72, 73]. De pijnstillende werking ervan is eerder toe te schrijven aan inhibitie van de heropname van zowel serotonine als noradrenaline, waardoor het als SNRI geclassificeerd kan worden [72]. Uit dieronderzoek blijkt dat tramadol de mate van centrale sensitisatie kan reduceren [73]. De dubbele (of als u wilt drievoudige) werking van tramadol brengt ons bij MOR-NRI als een mogelijk nieuwe groep van analgetica [74]. MOR-NRI staat voor µ-opioïdreceptor agonist en noradrenalineheropnameremmer. Tapentadol is een van de eerste analgetica binnen deze groep [74]. Het synergistische effect dat dit en andere pijnmedicamenten beogen illustreert de complexiteit van chronische pijn en centrale sensitisatie, en geeft aan dat het 'bewerken' van één aspect van het pijnsysteem in het centraal zenuwstelsel zelden afdoende zal zijn om de complexe chronische pijnproblematiek te behandelen.

5. Een andere groep van centraal werkende pijnmedicatie zijn de N-methyl-D-aspartaat (NMDA)-receptorblokkers die de NMDA-receptoren in het ruggenmerg blokkeren en zo de nociceptieve transmissie trachten tegen te houden ter hoogte van het ruggenmerg.

   Waarom die speciale aandacht voor dit type receptoren in het ruggenmerg? Oorspronkelijk is centrale sensitisatie een fenomeen dat 'ontdekt'/voor het eerst beschreven werd voor dorsale hoornneuronen, waarvan de prikkelbaarheid sterk steeg na herhaaldelijke stimulatie. Centrale sensitisatie is dus oorspronkelijk beschreven als een ruggenmergfenomeen, terwijl het vandaag de dag voor een verhoogde prikkelbaarheid staat van het gehele pijnsysteem verspreid over het centrale zenuwstelsel. Dit laatste sluit aan bij de huidige kennis over de NMDA-receptor, waarvan men intussen weet dat deze niet alleen op ruggenmergniveau aanwezig is, maar goed verspreid is over het gehele centrale zenuwstelsel. De NMDA-receptoren zijn al vroeg in verband gebracht met centrale sensitisatie, en zouden een belangrijke rol spelen bij het ontstaan van centrale sensitisatiepijn, zeker wanneer dit mechanisme zich primair ter hoogte van het ruggenmerg uit.

   Daarom blokkeert men farmacologisch de NMDA-receptoren met wat men noemt NMDA-receptor antagonisten, waarvan is aangetoond dat ze bij sommige pijnpatiënten een pijnstillend effect hebben [75]. Vanwege het specifieke effect op de NMDA-receptoren, worden de NMDA-receptor antagonisten eerder beschouwd als medicamenten die de hyperalgesie en allodynie kunnen voorkómen, dan dat het gewone analgetica zijn [76]. Moderne versies van de NMDA-receptor antagonisten zijn selectiever, bijvoorbeeld doordat ze modulatie bewerkstelligen van gerichte bindingsplaatsen in het NMDA-receptorcomplex [45, 77]. Op deze wijze tracht men de bijwerkingen, waarschijnlijk een gevolg van de goede verspreiding van de NMDA-receptor in het zenuwstelsel, te reduceren. In een effectiviteitsstudie kon men voor patiënten met kankerpijn geen voordeel aantonen van de combinatietherapie van ketamine (een bekende NMDA-receptor antagonist) en morfine [78–80].

6. In ▶ H. 2 werd toegelicht dat *gamma-aminoboterzuur* (*GABA*) een zeer belangrijke dempende neurotransmitter is in het centraal zenuwstelsel. Onder meer

kwam aan bod dat aanhoudende stress leidt tot verminderde beschikbaarheid van GABA in het centraal zenuwstelsel, wat minder pijnstilling en meer centrale sensitisatie tot gevolg heeft. Gezien de belangrijke rol van GABA als dempende neurotransmitter, is het logisch dat men ook farmacologisch de beschikbaarheid van GABA tracht te optimaliseren in het centraal zenuwstelsel van pijnpatiënten. Zeker als we ervan uitgaan dat het gebrek aan voldoende (functioneel) GABA bijdraagt aan (het ontstaan van) centrale sensitisatie. Farmacologisch zijn er verschillende opties om het GABA-systeem te beïnvloeden:

a. *Pregabaline* is een stof die biochemisch verwant is aan GABA; het is een GABA-agonist die bindt op de a2δ-subeenheid van de voltageafhankelijke calciumionenkanalen van de perifere zenuwen. Hierdoor reduceert pregabaline de Ca^{2+}-influx in de neuronen van buiten naar binnen, waardoor er plaatselijk minder glutamaat (exciterende/sensitiserende neurotransmitter), noradrenaline en substance P worden vrijgegeven [72]. Pregabaline wordt als anti-epilepticum (bijv. lyrica) gebruikt voor de behandeling van neuropathische pijn maar ook van angststoornissen.

b. *Gabapentine* is een ander anti-epilepticum, waarvan de werking ook gericht is op de dempende neurotransmitter gamma-aminoboterzuur. Ook gabapentine wordt gebruikt in de behandeling van neuropathische pijn. Gabapentine werkt als een GABA-agonist, waardoor het de GABA-neurotransmissie stimuleert. Ook gabapentine is, net als pregabaline, een calciumkanaal a2δ-ligand [81].

7. Sinds kort richt men de farmacologische behandeling van chronische pijn ook op *neurotrofische factoren*. Dit is een gevolg van de groeiende kennis over de rol die neurotrofische factoren, zoals 'brain-derived neurotrophic factor' *(BDNF)*, spelen bij het initiëren en onderhouden van centrale sensitisatie in al zijn facetten [82–85]. BDNF is in principe een zeer 'gezonde' stof die van belang is om het centraal zenuwstelsel te beschermen tegen ontstekingsreacties en celdood [86, 87]. Bij neuropathische en centrale sensitisatiepijn is BDNF echter eerder de boeman, omdat te veel BDNF zorgt voor een te sterke (stimulerende) werking op het centraal zenuwstelsel en meer in het bijzonder op de pijnbanen in het centraal zenuwstelsel [85, 88]. Zo zorgt BDNF voor de activering van de anders inactieve (latent aanwezige) pijnversterkende banen in ons brein [89]. BDNF heeft een sensitiserend effect op zowel breinniveau als ter hoogte van het ruggenmerg en de perifere zenuwen [85, 90].

Voor de 'behandeling' van te veel BDNF bij chronische pijnpatiënten kan men gebruikmaken van direct farmacologische manipulatie of meer indirecte therapievormen. Farmacologisch richt men zich op het specifiek beïnvloeden van de BDNF-receptoren en signaalmechanismen, zoals door het blokkeren van het PAR2-NK-κβ-signaalmechanisme of de adenosine A2A-receptor [85]. Indirecte beïnvloeding van BDNF is mogelijk door het gebruik van oefentherapie, anti-inflammatoire medicatie, melatonine of repetitieve transcraniële magnetische stimulatie [85]. Zeker op klinisch vlak staat de behandeling gericht op neurotrofische factoren voor pijnpatiënten nog in de kinderschoenen. Meer klinisch gericht onderzoek is noodzakelijk.

> **Pijnmedicatie voor artrose: veelzeggend over de aard van artrosepijn...**
> Uit onderzoek naar de werkzaamheid van pijnmedicatie voor artrose kunnen
> we veel leren over de aard van artrosepijn. NSAID's (niet-steroïdale anti-inflam-
> matoire geneesmiddelen) zijn immers alleen in het beginstadium van artrose
> effectief. Daarna kan artrosepijn beter via het brein en het centraal zenuwstelsel
> behandeld worden dan via de gewrichten. Dit is mogelijk door gebruik te maken
> van pijnmedicatie die primair inwerkt op het brein en centraal zenuwstelsel zoals
> amitriptyline [91] (tricyclisch antidepressivum), SNRI's (bijv. duloxetine [64]) en ga-
> bapentine (anti-epilepticum waarvan de werking op de dempende neurotrans-
> mitter gamma-aminoboterzuur gericht is, vooral gebruikt in de behandeling van
> neuropathische pijn).

Lokaal toegepaste analgetica: alleen een plaatselijk effect?

Naast de hiervoor vermelde centraal werkende analgetica zijn er meer lokaal werkende analgetica (i.e. analgetica die plaatselijk = in de anatomische regio waar de
'schade' zich manifesteert, worden toegediend door middel van pleisters of injecties).
Conceptueel horen ze daarom ook niet meteen thuis in dit deel van het hoofdstuk
dat gericht is op top-down behandelstrategieën voor centrale sensitisatiepijn. Vanwege het gebruiksgemak van het boek bespreken we ze hier toch samen met de
andere analgetica, ook omdat daardoor bijna alle informatie over analgetica in dit
boek gebundeld is.

Het voordeel van lokaal toegepaste analgetica, in vergelijking met de meer centraal werkende analgetica, is dat ze minder bijwerkingen veroorzaken. Gezien hun
lokale toediening en veronderstelde actie, lijken dergelijke analgetica vooral geschikt
om het ontstaan van centrale sensitisatie te voorkómen, als er sprake is van een
duidelijk geïdentificeerde en alleen lokaal aanwezige (acute) bron van nociceptie.
Mogelijk spelen ze ook een rol bij meer chronische pijnproblemen, wanneer er een
duidelijk geïdentificeerde en alleen lokaal aanwezige (actuele) bron van nociceptie
is [92].

Bekende voorbeelden van lokaal toegediende analgetica zijn lidocaïne en cas-
psaïcine, beide gebruikt in de behandeling van neuropathische pijn. *Lidocaïne* verandert de signaaltransductie in neuronen, doordat het snelle voltageafhankelijke
natriumionenkanalen in de celmembraan van neuronen blokkeert [93]. Wanneer
deze natriumionenkanalen in voldoende mate kunnen worden geblokkeerd, dan
depolariseren postsynaptische neuronen niet en daardoor zal er geen (nociceptieve)
actiepotentiaal richting centraal zenuwstelsel gaan. Om die reden is het een sterk
lokaal werkend analgeticum.

Capsaïcine is een stof aanwezig in pepers en dankt zijn werking eerder aan het
stimuleren dan aan het inhiberen van nociceptoren. Capsaïcine zet temperatuurge-
voelige vanilloïdreceptoren in de celmembraan van C-vezelige afferente neuronen
open, wat onder fysiologische omstandigheden alleen gebeurt als de temperatuur
hoger wordt dan 43 graden. Door aanhoudende stimulatie van deze vanilloïdreceptoren ontstaat een calciuminflux in de C-vezels, waardoor de nociceptor uiteindelijk
zal degenereren (= het beoogde effect). Klinisch wordt capsaïcine toegediend met
pleisters die lokaal worden aangebracht.

Effectiviteit van centraal werkende pijnmedicatie: de pijnpatiënt verdient beter

Een blik op de wetenschappelijke literatuur, en meer in het bijzonder op de systematische reviews en meta-analyses van alle beschikbare studies zoals uitgevoerd door de Cochrane organisatie, geeft niet echt een rooskleurig beeld van de (grootte van de) effecten van de centraal werkende analgetica voor patiënten met aanhoudende (centrale sensitisatie)pijn [94]. Steeds terugkerende conclusies zijn: gebrek aan duidelijk bewijs dat het analgeticum het beter doet dan placebo, veel bijwerkingen en kleine effectgrootten (bijv. niet meer dan 20 % pijnreductie). Een greep uit de literatuur:

- *Amitriptyline* (een tricyclisch antidepressivum) voor fibromyalgie: er is op dit moment te weinig bewijs om de effectiviteit ervan te ondersteunen, ook omdat de bijwerkingen substantieel zijn [95].
- Hetzelfde geldt voor het gebruik van *amitriptyline* bij *neuropathische pijn*: geen goed bewijs voor de werkzaamheid, maar ook geen goed bewijs voor het gebrek aan werkzaamheid [96]. Bij het gebruik ervan ervaart slechts een deel van de patiënten een substantiële pijnreductie [96].
- Oxycodon, een sterke *opioïdagonist*, blijkt niet effectief te zijn voor de behandeling van allerlei vormen van neuropathische pijn of fibromyalgie [97]. De bijwerkingen zijn substantieel [97].
- *Gabapentine* voor de behandeling van *fibromyalgie* en *neuropathische pijn*: er is bewijs dat het werkt, maar dit bewijs is niet van de hoogste wetenschappelijke kwaliteit [98]. 35 % van de patiënten zal een reductie van minimaal 50 % in pijnintensiteit ervaren, maar daartegenover staat dat dit ook het geval is bij 21 % van de patiënten die een placebo toegediend krijgen [98]. Bovendien betekent het ook dat meer dan de helft van de patiënten die het medicament toegediend krijgen onvoldoende pijnreductie zal ervaren.
- *SSRI's* worden op basis van de beschikbare klinische studies niet aanbevolen voor de behandeling van pijn bij *fibromyalgie*, eventueel wel voor de behandeling van de bij fibromyalgie vaak (secundair) aanwezige depressies [99].
- SSRI's of *SNRI's* blijken niet beter te werken dan placebo voor de behandeling van *spanningshoofdpijn* [100]. Voor deze groep patiënten blijkt *amitriptyline*, een tricyclisch antidepressivum, het beter te doen, al resulteert dit ook in meer bijwerkingen dan de SSRI's of SNRI's [100].

Samengevat verdient de pijnpatiënt beter, en illustreren deze bevindingen dat chronische pijn een complex en multidimensioneel probleem is. Chronische pijn is in de eerste plaats een biopsychosociaal gegeven, en pijnmedicatie richt zich in het bijzonder op het 'bio-'luik. Analgetica dienen daarom in ieder geval gecombineerd te worden met andere interventies die meer biopsychosociaal gericht zijn. Deze worden hierna verder besproken.

5.3.2 Pijneducatie

Clinici die vertrouwd zijn met de moderne pijnneurowetenschappelijke inzichten begrijpen, dat pijn bij centrale sensitisatie niet langer een betrouwbaar signaal is waarop de patiënt dient te reageren, zoals dat bij acute pijn vaak wel het geval is. Pijn bij centrale sensitisatie heeft niet langer een alarmfunctie, maar desondanks

◘ **Tabel 5.1**   Inhoud van de therapeutische educatie over pijnneurofysiologie aan patiënten met centrale sensitisatiepijn.

stap 1: voorbereiding

– differentiaaldiagnostiek verschillende pijntypen (► H. 3)

– vragen naar percepties met betrekking tot pijn

– afname Pain Catastrophizing Scale en Pain Vigilance and Awareness Scale

stap 2: educatie over pijnneurofysiologie

– uitleg nociceptie: van perifere nociceptoren, de dorsale hoorn tot in het brein

– de pijnmatrix met inbegrip van de rol die de context en cognitief-emotionele factoren spelen bij de pijngewaarwording

– wat gaat er mis bij chronische pijn? Uitleg over de disfuncties van endogene pijnstilling en de overmatig actieve pijnmatrixf

– wat betekent dit voor u en uw behandeling?

stap 3: controleer of de patiënt de nieuwe inzichten begrijpt

– de PijnNeurofysiologie Test (► www.paininmotion.be/DePijnNeurofysiologie-Test.pdf)

– laat de patiënt zelf uitleggen waarom hij chronische pijn heeft

– vragen naar verschillende dimensies van ziektepercepties

stap 4: overleggen met de patiënt hoe deze nieuwe inzichten vertaald worden naar het dagelijks leven van de patiënt

stap 5: toepassing van de nieuwe inzichten tijdens het vervolg van de behandeling

– oefentherapie

– activiteitenopbouw

– stressmanagement

laten patiënten met centrale sensitisatiepijn hun leven bepalen door de (variaties in) pijn. De eerste stap van de behandeling is dan ook dat de patiënt met centrale sensitisatiepijn begrijpt dat pijn niet langer synoniem staat voor (nieuwe) weefselschade. Om dit te bewerkstelligen kan de clinicus gebruikmaken van educatie over pijnneurowetenschappen, of kortweg pijneducatie, waarvan de inhoud samengevat is weergegeven in ◘ tab. 5.1.

Er is sterk bewijs dat pijneducatie op zichzelf al een therapeutische waarde heeft, en wel een verbetering van pijnpercepties en verbetering van de gezondheidsstatus van de pijnpatiënt [101]. De voornaamste effecten van pijneducatie, zoals geobserveerd in de uitgevoerde effectonderzoeken [101–108], zijn samengevat weergegeven in ◘ fig. 5.2.

De clinicus kan voor het toepassen van pijneducatie in de dagelijkse praktijk gebruikmaken van handboeken zoals *Begrijp de pijn* [109], *Pijneducatie: een praktische handleiding voor (para)medici* [110] en ook tijdschriftartikelen met praktijkrichtlijnen [111]. Intensieve educatie over de actuele neurowetenschappelijke inzichten over pijn is een noodzakelijke voorwaarde om ook de andere onderdelen van de behandeling, zoals stressmanagement en oefentherapie, met succes te kunnen toepassen.

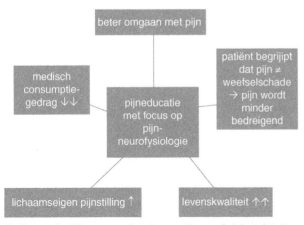

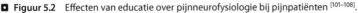

◘ Figuur 5.2 Effecten van educatie over pijnneurofysiologie bij pijnpatiënten [101–108].

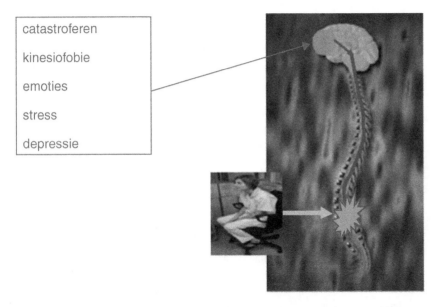

◘ Figuur 5.3 Cognitief-emotionele sensitisatie of de wijze waarop cognitief-emotionele factoren bijdragen aan het proces van centrale sensitisatie bij pijnpatiënten/het proces van centrale sensitisatie onderhouden (i.e. deze factoren verhogen vaak de activiteit in de voorhersenen, waardoor de pijnmatrix beïnvloed wordt alsook de top-down pijnversterking geactiveerd wordt/de top-down pijnstilling slecht functioneert).

Recent onderzoek vermeldt dat deze educatie over pijnfysiologie niet alleen de pijnpercepties en gezondheidstoestand van chronische pijnpatiënten ten goede komt, maar ook de door het brein georkestreerde pijnstilling op termijn verbetert [112]. Deze observatie bij fibromyalgiepatiënten sluit aan bij het idee dat educatie over pijnfysiologie de mate van centrale sensitisatie reduceert, doordat de cognitief-emotionele component van centrale sensitisatie behandeld wordt [111]. Maladaptieve pijncognities zoals pijncatastroferen, kinesiofobie en hypervigilantie hebben immers een inhiberend effect op de vanuit het brein georkestreerde pijnstilling, waardoor ze bijdragen aan de sensitisatie van dorsale hoornneuronen [113–116] (◘ fig. 5.3).

Misvattingen over pijneducatie

Misvatting 1: *pijneducatie is (hetzelfde als) psycho-educatie over pijn: met een een-voudige metafoor als het inbraakalarm volstaat de uitleg over pijnmechanismen en vervolgens kunnen de percepties, cognities en gedragingen van de pijnpatiënt worden besproken.*

Deze vorm van pijneducatie onderscheidt zich van psycho-educatie over pijn, zoals die al van oudsher wordt toegepast in cognitief-gedragsmatige reva-lidatieprogramma's voor chronische pijn. De enige overeenkomst met dergelijke psycho-educatie over pijn is dat educatie over pijnneurofysiologie ook gericht is op het bijsturen van de maladaptieve pijnpercepties van de patiënt. Het gebruikt daarvoor echter een andere methode, die meer gericht is op pijnneurofysiologie dan op pijnpsychologie.

De 'hype' rond pijneducatie gaat niet over psycho-educatie over pijn, maar over educatie met betrekking tot pijnneurowetenschappelijke inzichten, waarbij patiënten tegen alle vooroordelen in worden 'opgeleid' om de complexe pijn-neurofysiologie te begrijpen. Om uw pijnpatiënten te laten profiteren van effec-ten zoals geobserveerd in de reeks klinische trials [101, 102], is het dus noodzakelijk de nadruk te leggen op de pijnneurowetenschappelijke inzichten. Dat vraagt voldoende kennis van de pijnneurowetenschappelijke mechanismen, een van de doelstellingen van dit boek.

Het inbraakalarm is wel een ideale manier om de pijnpatiënt de hele pijnfy-siologie met één metafoor te laten onthouden. Ook kan de patiënt de metafoor zelf gebruiken om zijn eigen pijnprobleem aan anderen (naasten) kort toe te lichten. Het is van belang dat de therapeut het gebruikt als een toegangspoort tot meer diepgaande kennis en inzichten in de pijnneurofysiologie. Als dat niet gebeurt, blijft de pijneducatie beperkt tot psycho-educatie over pijn.

Misvatting 2: *pijneducatie is alleen geschikt wanneer centrale sensitisatie het klinisch beeld van de pijnpatiënt domineert. Tijdens de pijneducatie leggen we im-mers het sensitisatiemodel uit, en dat gaan we toch niet doen aan iemand met noci-ceptieve pijn?*

Recent onderzoek van Adriaan Louw en collega's leert ons dat educatie over pijnfysiologie ook nuttig is voor neuropathische en nociceptieve pijn [102]. Afhan-kelijk van het type pijn dat bij de patiënt aanwezig is (dominant nociceptieve, neuropathische of centrale sensitisatiepijn), kan de inhoud van de pijneducatie worden aangepast (◻ fig. 5.4).

Misvatting 3: *we geven de uitleg over pijnfysiologie uitgeschreven mee aan onze patiënten. Dat is voldoende en bespaart zowel patiënt als onszelf een hoop tijd en gezeur.*

We hebben dit onderzocht bij patiënten met fibromyalgie: alleen de infor-matiebrochure meegeven, inclusief de stimulans om hem te gebruiken en uitleg hoe de inhoud van de brochure moet worden toegepast, vinden patiënten prettig, maar verandert nauwelijks iets aan hun pijnpercepties of -cognities, laat staan aan de pijn zelf [117]. De effecten van pijneducatie zoals samengevat weergegeven in ◻ fig. 5.2 zijn dus alleen van kracht als de informatiebrochure *gecombineerd wordt met minimaal twee sessies intensieve educatie* over pijnneuro-wetenschappelijke inzichten.

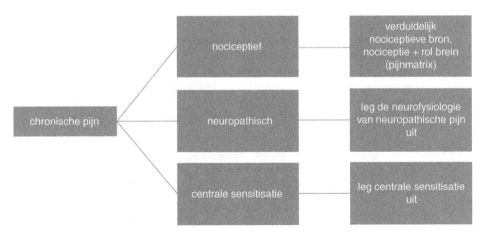

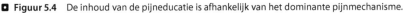

☐ Figuur 5.4 De inhoud van de pijneducatie is afhankelijk van het dominante pijnmechanisme.

Om de effecten van pijneducatie die in klinische studies bij pijnpatiënten zijn waargenomen, te reproduceren bij uw pijnpatiënten, is het aan te raden rekening te houden met de volgende *vijf voorwaarden voor effectieve pijneducatie*.

Voorwaarde 1: om betekenisvolle effecten te bewerkstelligen, is de combinatie patiënt-therapeut educatie en een informatiebrochure noodzakelijk

Voor meer uitleg zie 'misvatting 3' hiervoor.

Voorwaarde 2: alleen patiënten die ontevreden zijn over hun actuele pijnpercepties staan open voor reconceptualisatie van pijn [118–120]

Een van de kerndoelstellingen van pijneducatie is ervoor te zorgen dat pijnpatiënten een andere (realistische) betekenis aan (hun) pijn gaan geven, kortweg reconceptualisatie van pijn. Dit komt grotendeels overeen met het veranderen van pijnpercepties van de patiënt. Niet iedere patiënt staat hiervoor open. Patiënten die ontevreden zijn over hun actuele pijnpercepties zullen veel sneller een ander verklaringsmodel voor hun pijn aanvaarden.

Om dit in de praktijk toe te passen, is het noodzakelijk de pijnpercepties bij iedere patiënt goed uit te vragen, uiteraard voorafgaand aan eventuele pijneducatie. Daarnaast is het aangewezen om te vragen of de patiënt tevreden is/rust vindt in zijn huidige pijnpercepties. Vaak is dat niet het geval en is de hulpvraag van de patiënt juist (deels) gericht op het verkrijgen van een plausibel verklaringsmodel voor zijn/haar pijnklachten (bijv. een patiënt met chronische pijn na whiplash of met lage rugpijn die al van het kastje naar de muur gestuurd is, maar niemand 'kan iets vinden'). In dergelijke gevallen staat de patiënt open voor een nieuw verklaringsmodel, en kan de pijneducatie hierop eenvoudig inspelen.

Anderzijds zijn er ook patiënten met pijnpercepties die medisch-wetenschappelijk geen steek houden, maar zij vinden wel rust in het verklaringsmodel voor hun pijn (en hechten er sterk geloof aan!). In dat geval heeft het geen zin meteen met pijneducatie te starten, want de patiënt staat niet open voor een alternatief verklaringsmodel voor de pijn. Een mogelijkheid in deze is de patiënt te vragen of hij/zij zich andere verklaringen voor de pijn kan indenken, alsook om de (on)logica van de huidige pijnpercepties in twijfel te trekken. Let wel: bij dit laatste is het niet de therapeut die de actuele pijnpercepties van de patiënt ter discussie stelt, want dat leidt vaak alleen maar tot defensieve reacties en vooral een verzwakking van de *therapeutische alliantie*. De therapeut brengt door middel van gerichte vragen de patiënt zelf aan het twijfelen over de validiteit van de actuele pijnpercepties. Hierna volgt een voorbeeld van een dergelijke dialoog in de socratische stijl.

therapeut (T)	*'Ik begrijp dat u ervan overtuigd bent dat uw spieren keer op keer verharden, waardoor de pijn in uw lage rug aanwezig blijft. Ook omdat het na het losmaken van de spieren steeds even beter gaat, juist?'*
patiënt met chronische lage rugpijn (P)	*'Inderdaad, mijn fysiotherapeut heeft gouden handen!'*
T	*'Als die spieren zijn losgemaakt, bent u dan helemaal klachtenvrij?'*
P	*'Wel vaak een paar dagen, tenminste wat de pijn in de rug hier vanonder betreft, niet voor de pijn in de benen'*
T	*'En de concentratieproblemen waar u ook over klaagt, hebt u die op zulke momenten nog of gaat het daarmee dan ook veel beter?'*
P	*'Nee, die blijven aanwezig. Daar zit weinig verandering in en daar maak ik me wel zorgen over ja!'*
T	*'Zegt u nu dat het verharden van de spieren in de lage rug niet al uw klachten verklaart, of begrijp ik dat verkeerd?'*
P	*'Hoe bedoelt u precies?'*
T	*'Als de verharde spieren worden losgemaakt dan leidt dat tot minder pijn in de lage rug, maar het heeft niet meteen invloed op de pijn in de benen en ook niet op de concentratieproblemen, juist?'*
P	*'Juist'*
T	*'Kan de spierspanning in de lage rug dan de reden zijn van de pijn in de benen of de concentratieproblemen?'*
P	*'Zo had ik het nog niet bekeken. Inderdaad, dat moet een ander probleem zijn'*
T	*'Hebt u een idee wat dat andere probleem kan zijn?'*
P	*'Geen idee, maar ik wil het wel graag weten!'*

Een dergelijk gesprek neemt vaak slechts enkele minuten in beslag en bespaart achteraf een hoop tijd en inspanningen. Dit soort gesprekken is nuttig, omdat het voorkomt dat de therapeut 'tegen een muur gaat praten'. Bovendien is het steeds weer erg leuk om te doen, vooral omdat iedere patiënt toch zijn eigen ideeën (en vaak ook eigen 'gedachtekronkels') heeft. Daardoor wordt ook de therapeut steeds opnieuw een beetje op de proef gesteld. Dit maakt het geven van pijneducatie en het werken met chronische pijnpatiënten uitdagend.

De clinicus moet beseffen dat (pijn)verklaringsmodellen waarin de patiënt zich niet kan herkennen niet worden onthouden en nooit zullen leiden tot reconceptualisatie of de beoogde verandering in attitude en gedrag [121]. Reconceptualisatie van

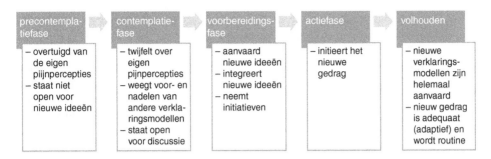

Figuur 5.5 Fasen van gedragsverandering toegepast op pijneducatie met focus op pijnneurowetenschappelijke inzichten (gebaseerd op [110, 111, 123]).

het begrip pijn impliceert dat de patiënt diepgaande leerprocessen gaat activeren, en dat kan alleen wanneer de patiënt gemotiveerd is [122]. In het model van 'fasen van gedragsverandering' [123] tracht de therapeut de patiënt van de precontemplatiefase (niet klaar voor een gedragsverandering) naar de contemplatie- en, indien mogelijk, de voorbereidingsfase te brengen (◘ fig. 5.5).

Voorwaarde 3: iedere nieuwe pijnperceptie moet begrijpelijk en aanvaardbaar zijn voor de patiënt [118–120]

Deze voorwaarde vestigt de aandacht op de noodzaak om steeds opnieuw te toetsen of de individuele patiënt de verkregen uitleg begrepen heeft. Dit kan door gebruik te maken van de *PijnNeurofysiologie Test*[2] [124], maar ook door de patiënt te vragen om te participeren in een klein *rollenspel*. Daarin speelt de therapeut een leek uit de leefwereld van de patiënt (bijv. een buurman of collega op het werk), die kritische vragen stelt over de aanhoudende pijnklachten van de patiënt. In dat rollenspel wordt de patiënt uitgedaagd in eigen woorden uit te leggen waarom de pijn blijft bestaan, ondanks dat de aanvankelijke blessure al lang genezen is. Een dergelijk rollenspel dient een dubbel doel:

- De therapeut krijgt inzicht in de wijze waarop reconceptualisatie al dan niet heeft plaatsgevonden, en mogelijk wordt duidelijk welke onderdelen van de pijneducatie extra aandacht vergen.
- De patiënt wordt meteen voorbereid/getraind in het voldoende assertief omgaan met dergelijke dagelijkse gebeurtenissen, die vaak een grote stressor voor pijnpatiënten zijn, vooral wanneer ze in een dergelijk gesprek onbegrip (en dus ontbreken van sociale steun) ervaren.

Voorwaarde 4: een nieuwe pijnperceptie dient plausibel en nuttig te zijn voor de patiënt [118–120]

De uitleg die aan de patiënt wordt gegeven moet 'aanslaan'. Eén manier om dit te realiseren is door voorafgaand een goed klinisch onderzoek en differentiaaldiagnostiek met betrekking tot de bij de patiënt aanwezige dominante pijnmechanisme(n) uit te voeren, en vervolgens de inhoud daaraan aan te passen (zie 'misvatting 2' en ◘ fig. 5.4).

Een tweede manier om ervoor te zorgen dat de uitleg bij de patiënt aanslaat, is door minimaal één pijneducatiesessie individueel te geven. In zo'n individuele

---

2   Deze lijst is vrij verkrijgbaar via ▶ http://www.paininmotion.be/DePijnNeurofysiologie-Test.pdf.

sessie kan de uitleg worden aangepast aan de actuele pijnpercepties van de patiënt, en is de therapeut erop gericht ervoor te zorgen dat de 'puzzelstukjes' op hun plaats vallen. In het voorbeeld hiervoor (de patiënt met aanhoudende lage rugpijn en actuele pijnpercepties over verharde lage rugspieren) is het belangijk een plausibel verklaringsmodel aan te reiken, waarin de patiënt een verklaring vindt voor alle (ogenschijnlijk niet) samenhangende symptomen zoals pijn in de rug én de benen, alsook de concentratieproblemen. Dat is een van de grote krachten van pijneducatie.

In deze voorwaarde gaan we ook in op het model van de fasen van gedragsverandering (◘ fig. 5.5). De nieuwe pijnperceptie moet ook nuttig zijn voor de patiënt; de patiënt dient mogelijkheden te zien in het nieuw aangeboden verklaringsmodel. Dit kan doordat de patiënt (mogelijk voor het eerst bij deze klacht) een primair somatisch verklaringsmodel krijgt voor de pijnklachten. Veel patiënten hebben intrinsiek een afkeer van psychosomatische verklaringsmodellen ('*mijn pijn is wel echt hoor*'; '*ik beeld me de pijn niet in!*'; '*de pijn zit niet tussen mijn oren*'). Educatie over pijnneurofysiologie biedt zo'n primair somatische/biomedische verklaring voor de klachten van de pijnpatiënt. Tegelijkertijd stelt deze educatie patiënten open voor een behandeling waarbij de onderhoudende psychologisch-gedragsmatige factoren de focus van de behandeling worden. Het is dus van belang eerst het vertrouwen te winnen van de patiënt, alvorens ook maar iets te zeggen over de rol van deze psychologisch-gedragsmatige factoren, alsook steeds te benadrukken dat deze niet per se etiologisch zijn, maar eerder de huidige pijnklacht onderhouden.

Voorwaarde 5: de nieuwe pijnperceptie moet gedeeld én ondersteund worden door de directe leefwereld van de patiënt

Vooral wanneer de pijneducatie ook moet leiden tot een gedragsverandering in de richting van meer adaptief gedrag (bijv. meer confronteren dan vermijden), is het belangrijk dat niet alleen de patiënt maar ook zijn directe leefomgeving het begrip pijn gaat reconceptualiseren. Dit kan op verschillende manieren gerealiseerd worden:

- Wijs de patiënt op het belang van betrokkenheid bij de behandeling van de directe leefomgeving, en nodig de patiënt uit mee te denken wie het best bij de behandeling kan worden betrokken.
- Nodig een significante derde (kind, echtgenoot, ouder of vriend) uit om de (eerste) sessie over pijneducatie bij te wonen. Betrek in dat geval de significante derde ook bij de pijneducatie en tracht ervoor te zorgen dat het nieuwe verklaringsmodel aanslaat bij zowel de patiënt als de significante derde.
- Indien het niet mogelijk is een significante derde in de praktijk te krijgen om één of meerdere therapiesessies bij te wonen, dan verdient het aanbeveling de patiënt te vragen om de informatiebrochure te delen met één of meerdere significante derde(n), alsook de inhoud van de brochure met hem/hen te bespreken. Tijdens een volgende sessie bespreekt de therapeut dan de ervaringen van de patiënt hiermee.
- Wanneer de patiënt nog andere zorgverstrekkers heeft, dan is het van belang dat alle therapeuten met wie de patiënt in contact komt eenzelfde verklaringsmodel hanteren of dit in ieder geval ondersteunen. In de eerste lijn is dit vaak moeilijker te organiseren. De therapeut heeft in ieder geval een informatieplicht naar collega-zorgverstrekkers met wie de patiënt in aanraking komt.

Activiteitenmanagement

Bij de initiële evaluatie van pijnpatiënten is de evaluatie van hun dagelijkse activiteiten een belangrijk onderdeel, in het bijzonder van hun activiteitenpatroon. Daarbij zijn er grofweg twee mogelijkheden: vermijdingsgedrag of persistentiegedrag. Vermijdingsgedrag wordt gekenmerkt door een laag niveau van fysieke en sociale activiteiten van patiënten, vaak met als uitleg dat ze niet meer kunnen door de pijn. Vermijding is in dat geval de copingstrategie en wel één die op termijn alleen maar tot meer beperkingen, depressie en meer pijn leidt [125].

Blijven doorgaan is echter ook niet de oplossing: ook dit persistentiegedrag is maladaptief voor patiënten met aanhoudende pijn [126]. Pijnpatiënten met *persisten-tiegedrag* vertonen de volgende kenmerken:

- Ze negeren pijn.
- Ze negeren de fysieke limieten van hun lichaam.
- Ze onderdrukken pijn(gedachten).
- Ze blijven, ondanks de pijn, (fysieke) activiteiten uitvoeren.

Ze vertonen in vergelijking met vermijdende pijnpatiënten een lagere pijnintensiteit, een betere levenskwaliteit en een betere fysieke conditie, maar op termijn is dit allerminst een oplossing.

Vaak ziet men bij pijnpatiënten *mengbeelden*: patiënten vermijden bepaalde activiteiten, maar persisteren andere activiteiten. Bijvoorbeeld, een lage rugpijnpatiënt die gestopt is met sporten '*uit angst de al beschadigde en zo kwetsbare rug nog verder te beschadigen*', terwijl de professionele en sociale activiteiten ondanks de pijn nog steeds onverminderd worden gedaan. Daarom is het voor de klinische praktijkvoering van belang bij individuele pijnpatiënten *voor de belangrijke (beperkte) activiteiten* te achterhalen of er sprake is van vermijding of persistentie.

> **De focus op het negatieve: eigen aan de westerse gezondheidszorg?**
> Therapeuten focussen bij de dagelijkse activiteiten typisch alleen op de beperkingen: welke activiteiten kan de patiënt niet meer uitvoeren? Deze bespreking is vaak een nare confrontatie voor de patiënt. Daarom verdient het aanbeveling ook de nadruk te leggen op wat de patiënt nog wél kan, dat te erkennen/belonen (bijv. door er de nadruk op te leggen en het positieve ervan aan te zetten) en van daaruit verder te werken. Om de activiteiten waartoe de patiënt nog wel in staat is in kaart te brengen, kan de therapeut gebruikmaken van een activiteiten-dagboek.

Het vertonen van vermijdings- of persistentiegedrag heeft belangrijke implicaties voor de invulling van de behandeling. Patiënten die activiteiten vermijden kunnen deze weer gaan opbouwen met graded activity, graded exposure of graded exercise therapy (zie verderop in dit hoofdstuk). Patiënten die bepaalde activiteiten persisteren of een globaal persistentiegedrag vertonen, hebben meer baat bij cognitieve herstructurering en acceptance-based interventies (◘ fig. 5.6).

Voor therapeuten die onvoldoende vertrouwd zijn met de vierdegeneratie cognitieve gedragstherapie (acceptance en commitment therapie), is het verstandig om activiteiten die patiënten blijven persisteren niet in een opbouwend activiteiten- of oefenprogramma te integreren. Het verdient juist aanbeveling om dergelijke

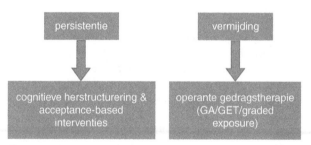

◘ Figuur 5.6   De aanwezigheid van vermijdings- versus persistentiegedrag stuurt de revalidatie bij patiënten met chronische pijn – deel 1. *GA*: graded activity; *GET*: graded exercise therapy.

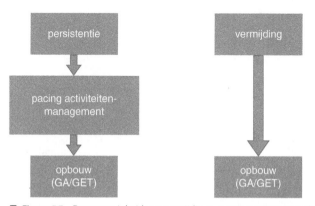

◘ Figuur 5.7   De aanwezigheid van vermijdings- versus persistentiegedrag stuurt de revalidatie bij patiënten met chronische pijn – deel 2. GA: graded activity; GET: graded exercise therapy.

activiteiten eerst te leren uitvoeren binnen de momentane grenzen van belastbaarheid ('*draagkracht*') van de patiënt. Zo komen we uit bij pacing activiteitenmanagement. Wanneer pijnpatiënten deze pacing strategie beheersen, kan ook de voorheen vermeden activiteit worden opgebouwd (◘ fig. 5.7).

'*Pacing*' is een behandelstrategie waarbij de patiënt met chronische pijn aangeleerd wordt om een balans te vinden tussen rust en activiteit [127]. 'Pacing' betekent het oefenen met een vooraf afgesproken tijdmaat. In het kader van activiteitenmanagement voor patiënten met chronische pijn betekent pacing het afstemmen van de activiteiten en het activiteitenniveau op de actuele belastbaarheid van de patiënt.

Pacing of activiteitenmanagement en ook de daaropvolgende opbouwfase vragen grote inspanning en therapietrouw van de patiënt [127]. Bovendien impliceert het een cognitieve herstructurering, meer in het bijzonder een reconceptualisatie van het begrip 'pijn'. Om dat te realiseren is een voorafgaande educatiefase noodzakelijk, zodat een verklaringsmodel (= centrale sensitisatie) aangereikt kan worden, dat voor de patiënt aanvaardbaar en begrijpelijk is (zie eerder in dit hoofdstuk). De educatiefase is noodzakelijk, opdat de patiënt bereid is af te stappen van een symptoomcontingente aanpak van fysieke en cognitieve activiteiten en inspanningen ('als ik pijn krijg, dan stop ik met lopen'). Dit is gebaseerd op het model van 'pijn en/of vermoeidheid = weefselschade', dat voor chronische pijn achterhaald is.

> **Symptoomcontingente pacing: de fout die de pijnpatiënt van nature maakt**
>
> Het is van belang dat de therapeut beseft dat pijnpatiënten van nature ge-bruikmaken van symptoomcontingente pacing, vaak omdat het aanvankelijk enige minieme en tijdelijke pijnreductie heeft opgeleverd [128]. Zo gaan artro-sepatiënten bijvoorbeeld vanwege de pijn trager bewegen en stoppen ze met activiteiten [128]. Dergelijke symptoomcontingente pacing leidt echter alleen maar tot meer pijn, meer beperkingen, vermindering van fysieke activiteiten en deconditionering. Daarom is het als een zuiver maladaptieve copingstrategie te beschouwen [128].

De patiënt moet inzien dat een tijdcontingente aanpak, waarbij de patiënt in een tijd-spanne die vooraf afgesproken werd op basis van zijn eigen mogelijkheden, fysieke (en andere) inspanningen gaat uitvoeren, onafhankelijk is van eventuele verergering van de pijn. Dat laatste kan alleen wanneer de patiënt begrijpt dat pijn, door de aanwezige centrale sensitisatie, niet langer een betrouwbaar signaal voor hem is. Bij centrale sensitisatie zal pijn immers bijvoorbeeld ook optreden als gevolg van aanraking van de betrokken regio, terwijl aanraking een niet-nociceptieve prikkel is (allodynie). Aan de andere kant wil het niet zeggen dat patiënten met chronische pijn activiteiten zomaar mogen opbouwen. Daarom is het installeren van de geschikte baseline zo belangrijk, zoals dat ook in graded activity programma's wordt gedaan voorafgaand aan de opbouwfase. Bij persisterende patiënten is het zaak niet te snel over te stappen naar die opbouwfase, maar de patiënt de kans en tijd te geven om een 'nieuw evenwicht' in zijn dagelijks leven te vinden. Daarom gaat dergelijke pacing of baselinefase vaak samen met stressmanagement en slaaphygiëne, zoals verderop in dit hoofdstuk wordt toegelicht.

> **Spreken over angst om te bewegen of over catastroferen: opgepast!**
>
> Communicatie met patiënten over constructen als kinesiofobie en catastrofe-ren is belangrijk, maar tegelijk ook delicaat. Patiënten schrikken vaak als ze de term 'catastroferen' boven een vragenlijst zien staan, en zeker als men dergelijke termen gebruikt om met hen te communiceren over de aanpak van hun ge-zondheidsprobleem. '(Gebrek aan) vertrouwen om activiteiten uit te voeren' kan een goed alternatief zijn voor kinesiofobie, en de subschaalscores van de Pain Catastrophizing Scale (hulpeloosheid ten aanzien van pijn, piekeren over pijn en het uitvergroten van pijn) vormen voldoende inspiratie om de term 'catastrofe-ren' niet te hoeven gebruiken. De versie van de Pain Catastrophizing Scale die de patiënt in te vullen krijgt kan alleen de afkorting 'PCS' bevatten of helemaal geen titel hebben.

Het is van belang bij het pacen van allerlei activiteiten te vertellen dat de afgespro-ken tijdsduur (bijvoorbeeld: 15 minuten) van een bepaalde activiteit, zoals strijken, niet per se het einde van die activiteit voor die dag betekent. Na het beëindigen van de activiteit volgens de vooraf vastgelegde tijdmaat last de patiënt een pauze in, die minimaal even lang duurt als de activiteit zelf, alvorens de activiteit weer op te pakken. Tijdens deze pauze mag de patiënt best wat doen: ook andere activiteiten zijn toegestaan, al verdient het aanbeveling om dan te kiezen voor een ander soort activiteit (in het voorbeeld van het strijken kiest men tijdens de pauze bijvoorbeeld voor een cognitief-belastende activiteit zoals lezen). Na de 'pauze' kan de patiënt weer gaan strijken, weer maximaal vijftien minuten en opnieuw gevolgd door een pauze van minimaal vijftien minuten. Een andere manier van pacen kan wat flexibeler zijn en richt zich hoofdzakelijk op het afwisselen van cognitief-, fysiek- en sociaal-belastende activiteiten.

Oefentherapie

Er is afdoende bewijs voor de effectiviteit van oefentherapie bij patiënten met chronische pijn [129–131]. Bij centrale sensitisatiepijn lijkt het aangewezen om niet zomaar te gaan 'opbouwen', maar om te trachten bestaande oefenprogramma's aan te passen aan de aanwezige disfuncties in het centraal zenuwstelsel [132, 133]. Zo ligt het voor de hand dat er niet langer pijnafhankelijk wordt gewerkt, maar wel tijdcontingent (i.e. de vooraf afgesproken duur, of eventueel het aantal herhalingen, van de oefening bepaalt de trainingsomvang, en de oefening wordt niet stopgezet bij iedere toename van de pijn). De principes van oefentherapie sluiten dus helemaal aan bij langzamerhand goed geïmplementeerde behandelconcepten zoals graded exercise therapy en graded activity. Clinici kunnen voor deze behandelconcepten terecht bij het daarvoor beschikbare Nederlandstalig handboek/leerboek van Köke et al. [134].

Hertraining van het pijngeheugen
Naast het toepassen van behandelprincipes, zoals die van graded exercise therapy en graded activity, dient er bij patiënten met chronische pijn en centrale sensitisatie aandacht besteed te worden aan het 'hertrainen van het pijngeheugen' [135–138]. Dit is praktisch uitvoerbaar door bestaande oefenprogramma's in een 'cognitief jasje' te steken. Daarbij wordt er behalve van tijdcontingent werken gebruikgemaakt van het vooraf bevragen en bespreken van de percepties van de patiënt met betrekking tot de uit te voeren oefening. Hierna volgt een praktijkvoorbeeld van een therapeut die de percepties over oefeningen met de patiënt bespreekt, voordat de 'bedreigende' oefening de eerste keer wordt uitgevoerd en erna [135, 137].

Voorbeeld van een therapeut die de percepties over oefeningen met de patiënt bespreekt, voordat de 'bedreigende' oefening de eerste keer wordt uitgevoerd.

therapeut (T)	*'Ik begrijp dat je sinds het auto-ongeluk je hoofd en nek niet meer als voorheen hebt bewogen. Vooral de bewegingen van het hoofd naar achteren en over je schouder kijken zijn moeilijk, niet? Hoe denk je dat dat komt?'*
patiënt (P)	*'De osteopaat waar ik destijds voor mijn whiplash in behandeling was – wat een vriendelijke man! – heeft me uitgelegd dat ondanks mijn relatief jonge leeftijd er toch al wat slijtage op mijn wervels zit, vooral onderaan mijn hals. Deze zou mogelijk verergerd zijn door de whiplash. Doordat die slijtage vooral onderaan zit, komt er te veel gewicht op dat deel van de nek als ik mijn hoofd naar achteren zou bewegen. Dat zou de schade kunnen verergeren'*

T	*'Maar dat was voordat we je hebben uitgelegd dat je inbraakalarm te gevoelig afgestemd is, en voor je hebt ingezien dat ons brein ons niet altijd de juiste informatie geeft over ons lichaam, en al zeker niet in jouw situatie over alles wat uit die schouder-nekregio van je komt. Hoe sta je daar nu tegenover?'*
P	*'Ik begrijp dat zelfs een minimale toename in spierspanning door mijn brein kan worden uitvergroot, waardoor ik pijn voel zonder dat er per se nieuwe schade is, maar desondanks is die slijtage wel aanwezig in mijn nek, niet?'*
T	*'Heel wat mensen van jouw leeftijd hebben slijtage onderaan in hun nek net zoals jij, en vaak zelfs zonder dat ze zich ervan bewust zijn, want ze hebben helemaal geen pijn. Wat leert ons dat over die slijtage in je nek?'*
P	*'Dat het toch niet zo erg is als ik dacht?'*
T	*'Helemaal mee eens! Als we dan weer focussen op je nekbewegingen: wat zou je ervan zeggen als we er samen aan gaan werken dat je je hoofd weer achterwaarts kunt bewegen, om naar de vogeltjes in het park te kijken als je daar gaat wandelen, en weer over je schouder leert kijken, zou je dat een meerwaarde vinden?*
P	*'Dat zou super zijn, want als ik ooit weer wil autorijden dan zal ik dat moeten kunnen. Maar ook nu al voor het fietsen zou het veel veiliger zijn als ik weer goed kan rondkijken – nu stop ik voor het minste geringste. Maar denk je dat dat mogelijk is en dat mijn nek daar klaar voor is?'*
T	*'Wat denk je zelf?'*
P	*'Geen idee. Is het niet beter om daar nog wat mee te wachten?'*
T	*'Ik ben er zeker van dat je daarvoor klaar bent. Je nekspieren zijn zeker sterk genoeg om dat op te vangen. Je hebt nog wel wat oefening nodig, maar daarmee kun je snel weer beschikken over je hele nekbeweeglijkheid. Zullen we hier samen een eerste oefening doen, die je dan thuis kunt oefenen om ermee van start te gaan? Ik zal de oefening voordoen en dan kun jij het zelf proberen'*
T	*'Wat denk je dat er gaat gebeuren wanneer je je hoofd achterwaarts beweegt en daarna afwisselend over je linker en rechter schouder kijkt?'*
P	*'Dat zal de pijn wel doen toenemen, dat kan haast niet anders'*
T	*'En wat betekent die pijntoename dan voor jou? Wil dat dan zeggen dat er een spier in je nek gescheurd is?'*
P	*'Helemaal niet, ik weet dat ik niet meer kan vertrouwen op de pijn die ik voel – mijn zenuwstelsel is te gevoelig voor alle signalen die vanuit de nek komen'*
T	*'Fijn dat we op dezelfde golflengte zitten. Deze nekoefeningen zijn helemaal veilig voor jou, zelfs wanneer ze in het begin meer pijn opwekken. Ook eventuele pijntoename na het oefenen zal je er niet van weerhouden om allerlei zaken te doen; dat is wat telt. Integendeel, met voldoende oefenen zul je spoedig je nekbeweeglijkheid herwinnen en daardoor veel meer zaken kunnen doen die je op dit moment niet meer kunt. Daardoor kun je weer meer van het leven gaan genieten. Ik zal nu de eerste oefening voordoen'*

Voorbeeld van een therapeut die percepties over oefeningen met de patiënt bespreekt na uitvoering van een 'bedreigende' oefening.

T	*'En hoe ging dat?'*
P	*'Het was OK, minder beangstigend dan ik eerst dacht. Het is eigenlijk een opluchting dat ik mijn nek op deze manier weer kan/mag bewegen. Ik heb lang gedacht dat ik dit nooit meer zou mogen/kunnen doen. Ik voel wel dat de pijn wat erger gaat worden, maar dat is dan maar zo'*
T	*'Wat denk je ervan om die oefening thuis te gaan oefenen, wetende dat ik er dan niet bij ben?'*
P	*'Ja dat is goed. Ik kan dat zowel in de keuken als in de living doen'*
T	*'Als één oefeningenreeks bestaat uit drie reeksen van vijftien herhalingen voor ieder van de drie oefeningen, hoeveel keer wil je dat dan per week oefenen?'*
P	*'Is eenmaal per dag te weinig?'*
T	*'Perfect. Zullen we zes dagen per week doen, zodat je één dag vrijaf kunt nemen?'*
P	*'OK'*
T	*'Stel dat je pech hebt en dat het thuis niet zo vlot gaat als hier in de praktijk. Je bent halverwege je oefeningen en plotseling voel je iets in je nek schieten. Wat doe je dan?'*
P	*'Ik stop met oefenen en probeer het de volgende dag opnieuw?'*
T	*'De essentie is wat die plotselinge pijnscheut in je nek voor jou betekent. Wil dat zeggen dat je door het oefenen iets aan je nekwervels hebt stukgemaakt, of een spier verrekt hebt?'*
P	*'Juist ja... dus ook dan weer denken aan mijn te gevoelig afgestelde inbraakalarm. Het alarm gaat wel af, maar er is geen inbreker'*
T	*'Exact! Het gevoelig inbraakalarm mag niet opnieuw, zoals het geval was vóór je hier in behandeling kwam, je leven gaan bepalen. Je hebt je leven stilaan weer zelf in handen en dat willen we zo houden! Pijn mag je niet belemmeren in het uitvoeren van je oefeningen. Dat zou hetzelfde zijn als een kind een snoepje geven als het stout is. We willen je brein toch niet belonen voor zijn overgevoeligheid?'*

Op deze wijze is de pijneducatie en de daaropvolgende oefentherapie één goed aansluitend en van elkaar afhankelijk geheel. De pijneducatie is immers een noodzakelijke voorwaarde om met aangepaste oefentherapie aan de slag te kunnen gaan, en de oefentherapie is noodzakelijk om de theorie van de pijneducatie in de werkelijkheid (van de patiënt) om te zetten. Daardoor kunnen de vernieuwde pijninzichten bij de patiënt worden omgezet in langetermijnkennis en aangepast beweeggedrag.

Oefentherapie kan op deze wijze ook bijdragen aan de *behandeling van cognitief-emotionele sensitisatie*. Los daarvan is oefentherapie, en bij uitbreiding iedere vorm van fysieke activiteit, in staat om de vanuit het brein georkestreerde *endogene pijnstilling* in het lichaam van de pijnpatiënt te *activeren* [139]. Bij gezonde mensen en sommige chronische pijnpopulaties, zoals chronische lage rugpijn [140, 141], schouderpijn [142] en reumatoïde artritis [143], activeert één sessie lichaamsbeweging de endogene pijnstilling al, zodat oefentherapie zelfs als kortetermijnpijnstiller kan worden

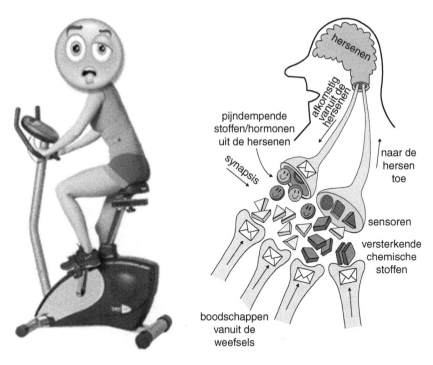

pijndempende
stoffen/hormonen
uit de hersenen

hersenen

afkomstig
vanuit de
hersenen

synapsis

naar de
hersen
toe

sensoren

versterkende
chemische
stoffen

boodschappen
vanuit de
weefsels

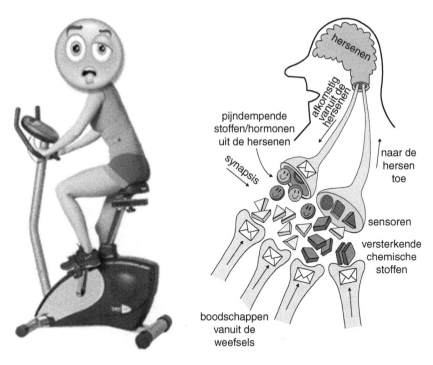 **Figuur 5.8** Het disfunctioneren van de endogene pijnstilling bij patiënten met centrale sensitisatiepijn, ook vaak in reactie op lichamelijke inspanning.

ingezet. Bij sommige patiënten met centrale sensitisatiepijn, zoals chronische whiplashpijn [144], chronischevermoeidheidssyndroom [145] en fibromyalgie [142], wordt deze endogene pijnstilling niet meer automatisch door fysieke activiteit geactiveerd (fig. 5.8) [139]. Bij dergelijke patiënten is een aanvankelijk terughoudende, maar zeker geen pijnafhankelijke, aanpak voor de oefentherapie aan de orde.

> **Desensitiserend effect van oefentherapeutische programma's bij chronische pijn**
> De actueel beschikbare bewijslast uit klinische studies suggereert dat oefentherapeutische programma's voor patiënten met chronische pijn een desensitiserend effect hebben (i.e. een vermindering van de overgevoeligheid van het centraal zenuwstelsel bewerkstelligen), zoals aangetoond bij patiënten met knieartrose en ook aanhoudende schouder-/nekpijn [146, 147].

Cognitieve gedragstherapie

In tal van studies zijn verbanden gevonden tussen maladaptieve pijncognities en de mate van centrale sensitisatie [114–116, 148], wat de bijdrage van cognitief-emotionele factoren aan centrale sensitisatie onderstreept. Zo zijn pijncatastroferen, angst, depressie en pijnanticipatie gerelateerd aan centrale sensitisatie (fig. 5.2) [114–116, 148]. Uit recent onderzoek blijkt dat (onverwerkte) psychologische trauma's, ook bij patiënten zonder posttraumatisch stresssyndroom, deels verklaren waarom sommige patiënten met aanhoudende aspecifieke lage rugpijn wel of geen dominant centrale sensitisatiebeeld vertonen [149]. In dat onderzoek bleek dat lage rugpijnpatiënten met psychologische trauma's een verhoogde drukpijngevoeligheid vertonen in de lage rug en lichaamsregio's ver buiten de pijnlijke zone (een beeld van gegeneraliseerde hyperalgesie, kenmerkend voor dominant centrale sensitisatiepijn), terwijl de verhoogde pijngevoeligheid bij de lage rugpijnpatiënten zonder psychologisch trauma beperkt bleef tot de lage rugregio [149].

Cognitief-emotionele factoren

Centrale sensitisatie wordt wel eens verward met het alleen aanwezig zijn van deze cognitief-emotionele factoren. Dit is een misvatting, want centrale sensitisatie kan bij individuele patiënten ook voorkomen zonder dat er sprake is van maladaptieve pijncognities, en omgekeerd komen maladaptieve pijncognities evengoed voor bij andere pijntypen zoals nociceptieve en neuropathische pijn [16]. Maladaptieve pijncognities zijn dus geen noodzakelijke voorwaarde om te spreken van centrale sensitisatiepijn (zie ook de differentiaaldiagnostiek weergegeven in ▶ H. 3).

Dat neemt uiteraard niet weg, dat maladaptieve pijncognities, wanneer aanwezig, de centrale sensitisatie kunnen onderhouden en zelfs versterken. Om die reden is het van belang de maladaptieve pijncognities te behandelen, bijvoorbeeld met cognitieve gedragstherapie.

Bij cognitieve gedragstherapie voor patiënten met chronische pijn tracht men de eigen-effectiviteit van de patiënt te vergroten, onder meer door hen te leren meer zelfcontrole uit te oefenen op de cognitieve en affectieve pijnreacties. Om dit te bewerkstelligen, bestaat een cognitief-gedragsmatige revalidatie uit onder meer de volgende modules: psycho-educatie over pijn (al is deze in de klassieke cognitieve gedragstherapie niet zozeer gericht op pijnneurofysiologie), activiteitenmanagement, stressmanagement, slaaphygiëne, activiteitenopbouw en assertiviteitstraining.

Er zijn al enkele aanwijzingen dat een dergelijke vorm van revalidatie ook de mate van centrale sensitisatie in gunstige zin kan beïnvloeden. Zo stelde men vast, dat de mate van overprikkeling van de dorsale hoornneuronen reduceert bij patiënten met fibromyalgie wanneer zij cognitief-gedragsmatige revalidatie krijgen [150]. Bij patiënten met het chronischevermoeidheidssyndroom nam het volume van de prefrontale cortex toe in respons op cognitieve gedragstherapie [151]. Ook was een korte cognitief-gedragsmatige interventie van slechts vijf minuten voldoende om de mate van centrale sensitisatie te reduceren bij gezonde proefpersonen [152]. Bij deze laatste studie was de vermindering van centrale sensitisatie gerelateerd aan de mate waarin pijncatastroferen in de experimentele groep tijdens de studie afnam [152]. Dat sluit aan bij het hiervoor toegelichte concept van cognitief-emotionele sensitisatie.

Behandeling van slaapproblemen bij pijnpatiënten

Slaapproblemen en centrale sensitisatie

Langzamerhand groeit het besef dat slaapproblemen en centrale sensitisatie met elkaar verband houden. Dit blijkt uit dieronderzoek [153], maar ook uit uitgebreid onderzoek bij mensen (zowel gezonden als patiënten) zoals hierna verder wordt toegelicht. Behandeling van de slaapproblemen die pijnpatiënten vaak hebben, hoeft niet per se een utopie te zijn, en kan mooi passen in het kader van een behandeling van centrale sensitisatiepijn [154].

Er zijn verschillende onafhankelijke onderzoeken beschikbaar waaruit de nauwe samenhang tussen slaapproblemen en centrale sensitisatie blijkt. Zo vond men bijvoorbeeld dat in de knieartrosepopulatie juist de patiënten met inefficiënte slaap de grootste mate van centrale sensitisatie vertonen [155]. Pijn-catastroferen zou een mediërende factor zijn in de samenhang tussen slaap-problemen en de mate van centrale sensitisatie bij patiënten met knieartrose [155]. Volgens dit onderzoek zijn de kenmerken van de knieartrosepatiënt met de grootste mate van centrale sensitisatie: hoge pijnintensiteit, hoge mate van pijncatastroferen en lage slaapefficiëntie.

Eenzelfde verhaal geldt voor hoofdpijnpatiënten: ook hier was het al langer bekend dat slaapproblemen samenhangen met de mate van pijn en disfunc-tioneren, maar nu weten we ook dat slaapproblemen samenhangen met de mate van centrale sensitisatie [156]. Verkorting van de slaaptijd (als gevolg van de hoofdpijn) is bij hoofdpijnpatiënten een goede klinische maat die gerelateerd is aan de mate van centrale sensitisatie [156]. Van de verschillende hoofdpijntypen staat dit verband voornamelijk bij de migrainegroep het meest op de voor-grond [156].

Over de richting van deze interacties blijft het op dit moment nog gissen. Onderzoek bij gezonde, pijnvrije studiedeelnemers suggereert dat slaapdepri-vatie de prikkelbaarheid van het centrale zenuwstelsel verhoogt [157]: amper één nacht van experimenteel verstoorde slaap zorgt voor een gegeneraliseerde ver-hoogde pijngevoeligheid. Dit sluit aan bij de bevindingen van een grootschalige ($n = 19.000$) Noorse prospectieve studie, waarin pijnvrije mensen gedurende elf jaar werden gevolgd [158]. Onafhankelijk van leeftijd, geslacht, opleidingsniveau en mate van fysieke activiteit waren slaapproblemen net als de mate van angst, depressie, BMI en roken gerelateerd aan een verhoogd risico op chronische ge-generaliseerde pijn [158]. Chronische gegeneraliseerde pijn is voor dit boek van bijzondere waarde, omdat het frequent een uiting is van centrale sensitisatiepijn, zeker wanneer er bijvoorbeeld geen sprake is van een in het lichaam verspreide reumatische aandoening. Eerder rapporteerde men op basis van deze studie al dat meer fysieke activiteit (i.e. regelmatig fysieke activiteit of sport) de kans op chronische gegeneraliseerde pijn reduceert [159]. Personen met een sedentaire levensstijl hadden in deze studie immers meer kans op het ontwikkelen van chronische gegeneraliseerde pijn dan zij die regelmatig fysiek actief waren [159].

Op basis van deze studies zou men kunnen concluderen dat er mogelijk een oorzakelijk verband is tussen slaapproblemen en centrale sensitisatiepijn. Dit sluit echter niet aan bij wat heel wat pijnpatiënten ons vertellen tijdens de anam-nese: de slaapproblemen waren er niet vanaf het begin, en zijn pas begonnen na maanden of soms zelfs jaren van aanhoudende pijn. Ook niet alle pijnpatiënten hebben slaapproblemen, wat weer suggereert dat het eerder een onderhou-dende dan een oorzakelijke factor is. Verder onderzoek zal meer duidelijkheid moeten brengen. Vaststaat dat slaap(problemen) voornaam is/zijn om mee te nemen in de evaluatie en eventuele behandeling van patiënten met centrale sensitisatiepijn.

Slaapproblemen en centrale sensitisatie in de praktijk: evaluatie en behandeling

Hoe kan de clinicus hiermee aan de slag? En wie (welke discipline in de gezondheidszorg) is hiervoor opgeleid? Met betrekking tot die laatste vraag heersen er vaak vooroordelen, waardoor clinici menen dat dit niet tot hun bevoegdheden beoort. Maar wie zijn dan de slaapspecialisten binnen de gezondheidszorg? We hebben de artsen die zich onder meer door slaaponderzoek specialiseren in de slaapproblematiek, en gerichte slaapmedicatie alsook slaapadvies geven. Alleen is er voor pijnpatiënten met slaapproblemen geen wonderpil voorhanden, en is het 'behandelen' van de slaapproblematiek vaak een kwestie van lange adem.

Integratie van de slaapproblematiek in multimodale revalidatieprogramma's lijkt een goede oplossing, en dit wordt onderbouwd door de gunstige effecten van cognitieve gedragstherapie op chronische pijn [150, 160–163]. De meeste cognitief-gedragsmatige behandelprogramma's bevatten immers vaak een module 'slaaphygiëne'. Dit betekent dat zowel psychologen, fysiotherapeuten, verpleegkundigen als ergotherapeuten aan de slag kunnen met de evaluatie en behandeling van slaapproblemen bij pijnpatiënten. Hierna beschrijven we hoe dit er in de praktijk uitziet. We beginnen met de evaluatie (i.e. de slaapanamnese).

1. Slaapanamnese

   De volgende aspecten zijn onderdeel van een slaapanamnese:

   - slaapuren en regelmaat: vraag na wat de slaapgewoonten van de patiënt waren (toen het pijnprobleem nog niet aanwezig was of toen de patiënt nog ging werken) en nu zijn, inclusief de gebruikelijke uren door de week en in het weekend waarop de patiënt naar bed gaat en opstaat.
   - overdag (bij)slapen: vraag na of de patiënt overdag bijslaapt, maar doe dat niet veroordelend, om te voorkómen dat de patiënt het voor u verzwijgt: '*Gezien uw slaapproblemen lijkt het me logisch dat u overdag wat bijslaapt, doet u dat ook?*' Wanneer de patiënt hier positief op antwoordt kunt u het best de frequentie en gemiddelde duur van het bijslapen overdag ook navragen.
   - slaapkwaliteit en -kwantiteit: hoeveel uur per dag slaapt de patiënt daadwerkelijk? En kan de patiënt, eenmaal in slaap, goed doorslapen of wordt deze vaak spontaan wakker?
   - herstellende slaap: wanneer de patiënt 's ochtend ontwaakt, voelt hij zich dan uitgeslapen/heeft hij dan weer (veel) energie? Bij een niet-herstellende slaap geven pijnpatiënten soms aan dat ze zich helemaal niet uitgeslapen voelen.
   - premorbide slaap: was de patiënt ook voor de pijnproblematiek ontstond al een moeilijke slaper? Waren er toen ook al slaapproblemen?
   - activiteiten en voeding in de uren voor het slapengaan: wat eet de patiënt in de uren voor het slapengaan? Veel suikerinname (fruit, chocolade) in de uren voor het slapengaan kan het (in)slapen verstoren, omdat er te veel 'snelle' energie beschikbaar is in het lichaam van de patiënt. Alcohol kan het inslapen bevorderen, maar verstoort de diepe slaap. Fysiek of mentaal belastende activiteiten (sporten of discussies met partner) in de uren voor het slapengaan worden ontraden; intensief computer-, laptop- of smartphonegebruik wordt ook ontraden als voorbereiding op de slaap.
   - gespecialiseerde slaaponderzoeken: zijn er gespecialiseerde onderzoeken verricht die het slaapprobleem geobjectiveerd hebben (bijv. slaaplaborato-

rium in het ziekenhuis), dan wel gezocht hebben naar onderliggende oorzaken voor de slaapproblemen (bijv. slaapapneu)?
- slaappercepties: '*Hoe denkt u zelf over uw slaapprobleem? Wat zou daarvan de reden kunnen zijn, denkt u?*' Deze vraag levert soms waardevolle informatie op, zoals de patiënte die toen spontaan aangaf dat de ploegendiensten, en bijbehorende onregelmatige werkuren van haar echtgenoot, volgens haar een voorname rol speelden.
- slaapmedicatie: '*Welke slaapmedicatie neemt u, gaat u nemen of heeft u al eerder uitgeprobeerd?*'

Op basis van de gegevens verkregen tijdens de slaapanamnese kan er bepaald worden, of u als clinicus zelf iets aan het slaapprobleem van uw patiënt kunt doen. Indien dat zo is dan start de 'slaapmodule' vaak met slaapeducatie, gevolgd door het installeren van een slaaproutine en -hygiëne, alsook de opvolging van de therapietrouw.
2. Slaapeducatie
   Om patiënten te motiveren voor het installeren van een slaaproutine en -hygiene is het belangrijk de patiënt voldoende te informeren over:
   - hoe de slaap werkt;
   - hoe deze geoptimaliseerd kan worden; en
   - waarom dit belangrijk is in relatie met de pijnproblematiek en aanwezige centrale sensitisatie.

Tijdens de slaapeducatie kan er gebruik worden gemaakt van de metafoor van de zandloper en van de jetlag.

Metafoor zandloper

U plaatst een zandloper op de tafel voor de patiënt en legt uit:

'*Je brein werkt als een zandloper die tijdens een goede nachtrust volledig doorloopt alsof er weer energie in je lichaam wordt opgeladen. Als je dan 's morgens opstaat uit je bed dan wordt die zandloper, tegelijk met de verandering van je lichaamspositie van liggend naar rechtopstaand, omgedraaid en begint door te lopen. Wanneer is die zandloper bijna doorgelopen denk je?*'

Vaak zien patiënten zelf al in dat dat 's avonds moet zijn, omdat ze dan moe worden, anderen projecteren het meteen op hun eigen situatie en geven aan dat ze al rond de middag weer moe zijn.

'*Tegen de avond, één tot twee uur voor het slapengaan, is die zandloper bijna doorgelopen en dat is het signaal voor je brein om het slaaphormoon (melatoninesecretie door epifyse, wat ongeveer gelijk is aan slaap-waakritme) aan te maken, waardoor je je slaperig gaat voelen, vlot zult kunnen inslapen en goed kunt doorslapen. Maar wat gebeurt er nu als je rond de middag of in de namiddag, wanneer de zandloper nog maar voor de helft is doorgelopen, al gaat slapen zoals je vaak doet?*'

Dikwijls ziet de pijnpatiënt dan al in dat bijslapen overdag het hele systeem door elkaar gooit. Op dat moment kunt u het verhaal kracht bijzetten door gebruik te maken van de metafoor van de jetlag die de patiënt zichzelf oplegt:

'*Bijslapen overdag is hetzelfde als in een vliegtuig gaan zitten en naar oost of west door de tijdzones reizen: we leggen onszelf een jetlag op, want we verstoren ons natuurlijke slaapritme – ons brein zal niet meer weten wanneer het het*

> *slaaphormoon moet produceren, waardoor de slaap ontregeld raakt. Bijslapen over-*
> *dag mag zolang het niet meer is dan 10–20 minuten (de power nap), maar langere*
> *slaapperiodes overdag verstoren onze slaap!'*

3. Installeren slaaproutine en -hygiëne

    Na de slaapeducatie kan er concreet worden gewerkt aan het verbeteren van de slaap(gewoonten) van de pijnpatiënt. Ook hier is het weer belangrijk dat de patiënt voldoende gemotiveerd is om ermee aan de slag te gaan. Het is vaak niet eenvoudig om veranderingen aan te brengen in slaapgewoonten, zeker wanneer de slaap al moeilijk is en de patiënt continu te kampen heeft met pijn. Daarom zijn ook hier weer socratische dialoogtechnieken aangewezen om patiënten het gevoel te geven dat ze zelf de keuze maken om te investeren in een betere slaap. Het is de taak van de clinicus om de patiënt te informeren en te adviseren, alsook om zijn eigen foute slaappercepties en -cognities door middel van gesprekken ter discussie te stellen.

Op basis van de uitkomst van de slaapanamnese kunnen één of meer van de volgende onderdelen aan bod komen en worden uitgewerkt, afhankelijk van de wensen en specifieke leefwereld van de patiënt:

- Routine voorbereiding slaap: dit omvat de optimalisatie van de eet- en drinkgewoonten alsook de activiteiten in de uren voor het slapengaan.
- Het installeren van vaste momenten voor het slapengaan en opstaan kan aan de patiënt worden 'verkocht' als een gerichte voorbereiding op het weer gaan werken. Vaak worden de slaapuren dan ook gekozen afhankelijk van de werkuren. Voorkom dat de patiënt het gevoel krijgt dat u slaapuren hebt 'afgenomen'. Bij het installeren van de eerste slaaproutine gaan we uit van een totaal aantal (nachtelijke) slaapuren dat gelijk is aan het huidige aantal slaapuren (= aantal uren nachtelijke slaap vermeerderd met de tijd van het overdag bijslapen).
- Het installeren van een slaaproutine impliceert dat de patiënt stopt met overdag bij te slapen. Voor de afbouw van het overdag bijslapen kan de patiënt de keuzevrijheid krijgen om het afbouwregime zelf te bepalen (direct helemaal stoppen of het op eigen tempo, weliswaar met een duidelijk schema, geleidelijk aan afbouwen).
- Slaaphygiëne omvat ook aandacht voor de inrichting van de slaapkamer: lichtinval, temperatuur, geluiden, ventilatie, de plaats van de wekker etc. kunnen extra aandacht krijgen, opdat de voorwaarden voor een goede nachtrust geoptimaliseerd worden.
- Een goede slaaphygiëne impliceert ook dat de slaapkamer alleen gebruikt wordt om te slapen en de liefde te bedrijven. Het gebruik van gsm, laptop of tablet in de slaapkamer is dus uit den boze, evenals het lezen van boeken of tv-kijken.
- Om dit alles te ondersteunen kan de clinicus handig gebruikmaken van een vrij beschikbaar slaapwerkboek[3]. Dit kan meegegeven worden aan de patient en gebruikt worden als slaapeducatie en -werkboek. Stimuleer het actief gebruik hiervan bij uw patiënten om structuur te geven aan de slaapmodule in

---

3   De Christelijke Mutualiteit stelt op haar website een kwalitatief goed slaapwerkboek beschikbaar. Dit is vrij verkrijgbaar via: ► http://www.cm.be/binaries/Doe-boek-slaap_tcm375-113136.pdf.

de behandeling. Het is ook een handige tool om tijdens de volgende sessies de progressie in de behandeling van de slaapproblematiek te volgen en de therapietrouw te optimaliseren.

Stressmanagement voor pijnpatiënten in de praktijk

Veel pijnpatiënten vertonen een disfunctionele stressrespons. Dat uit zich doordat patiënten vóór het ontstaan van hun pijnprobleem geen enkele moeite hadden met het 'pareren' van dagelijkse stressoren, of die nu van psychologische of fysieke (bijv. sporten) aard zijn, maar nu (op het moment van het eerste consult bij u) aangeven niet langer 'te kunnen omgaan' met dagelijkse stressoren.

Patiënten geven aan dat de geringste stressor hen van de wijs brengt en – vooral – hun pijnklachten verergert. Dat laatste is opmerkelijk, omdat het een van de functies van onze stressresponssystemen is, zie daarvoor de neurofysiologie van de stressrespons zoals toegelicht in het laatste deel van ▶ H. 2, om vanuit het brein, en bij uitbreiding vanuit het centraal zenuwstelsel, de endogene pijnstilling te activeren. Als dagelijkse stressoren de pijn alleen maar verergeren, dan toont dit aan dat de stressrespons in het lichaam van de patiënt niet langer adequaat functioneert.

Ook voor de nauwe interacties tussen de disfunctionele stressrespons en centrale sensitisatie verwijzen we naar ▶ H. 2. In dit deel van het boek verduidelijken hoe we hiermee aan de slag kunnen gaan in de praktijk. Hoe kunnen we de stressrespons van onze pijnpatiënten verbeteren?

Allereerst moet duidelijk zijn, dat er hier niet meteen een plaats is weggelegd voor farmacologie of andere medische interventies. Men heeft in het verleden getracht om bijvoorbeeld de stressrespons van pijnpatiënten te verbeteren door met *farmacologie* het functioneren van de hypothalamus-hypofyse-bijnieras te verbeteren, maar dit leidde niet tot gunstige resultaten (integendeel, vaak bleek dat deze belangrijke hormonale stressas hierdoor verder 'uitgeput' raakte, waardoor de stressrespons nog slechter werd). Dit is meteen een eerste belangrijke boodschap die aan patiënten met aanhoudende pijn en centrale sensitisatie kan worden gegeven, ook om hen te behoeden voor goedbedoelde farmacologische 'experimenten'. Wel kan er heel wat vooruitgang geboekt worden door gebruik te maken van een *conservatieve behandeling van de disfunctionele stressresponssystemen*, variërend van relaxatietherapie, mindfulness tot biofeedbacktraining (samen te brengen onder de noemer 'stressmanagement').

Stressmanagement voor patiënten met aanhoudende pijn en centrale sensitisatie start met een educatiefase (◘ fig. 5.9). Zonder deze educatiefase is het vaak onmogelijk om de pijnpatiënt te overtuigen voldoende tijd en energie te investeren in dit deel van de behandeling. De therapeut moet beseffen dat het toepassen van stressmanagementtechnieken een reële gedragsverandering van de pijnpatiënt impliceert.

Educatiefase

Bij de *educatiefase* zijn de volgende aandachtspunten van belang:
- De patiënt ziet in dat dit past binnen de totale behandelaanpak, waarbij getracht wordt het overactieve/overgevoelige centrale zenuwstelsel te 'kalmeren'. Dat kan het best al tijdens de pijneducatie worden aangepakt en voorbereid, met een focus op pijnneurofysiologie bij het begin van de revalidatie (zie eerder). Het is hierbij van belang dat de therapeut verwijst naar de eerder

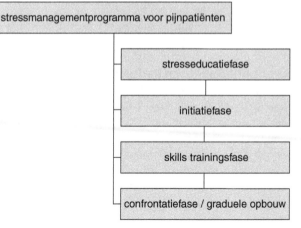

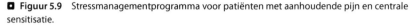

◘ Figuur 5.9   Stressmanagementprogramma voor patiënten met aanhoudende pijn en centrale sensitisatie.

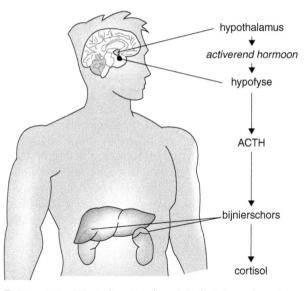

◘ Figuur 5.10   Didactisch materiaal om de biologische aard van de stresssystemen in het lichaam toe te lichten.

aangereikte modellen om de pijnklachten te verklaren, zodat de patiënt vertrouwen krijgt in de coherente aanpak van de therapeut. De patiënt krijgt dan niet het gevoel telkens opnieuw met een ogenschijnlijk 'nieuw' verhaal/verklaringsmodel te worden geconfronteerd.

─ De patiënt ziet in dat stress niet iets is wat zomaar rondzweeft of zuiver psychologisch is, maar dat er in zijn lichaam biologische/hormonale stressassen zijn, die door de ziekte uitgeput zijn. Het directe gevolg voor het lichaam is, dat de biologische stressassen niet meer gepast kunnen reageren op alledaagse stressoren. Om dit aan patiënten duidelijk te maken, kan er gebruikgemaakt worden van ◘ fig. 5.10, waarin de hypothalamus-hypofyse-bijnieras is weergegeven.

therapeut (T)	'Stress is niet iets wat zomaar rondzweeft in ons lichaam, al leeft onder de bevolking het hardnekkige geloof dat stress puur "psychologisch" is. In deze figuur ziet u hoe één belangrijk stresssysteem in ons lichaam functioneert. Het begint allemaal in de hersenen, waar een hormoon wordt geproduceerd dat naar een lager gelegen gebied van de hersenen gaat, waardoor ook daar weer een hormoon wordt aangemaakt dat via de bloedbaan een reis door ons lichaam begint, om zo in de bijnieren terecht te komen. Daar in de bijnieren wordt een van de voornaamste stresshormonen in ons lichaam aangemaakt: cortisol. Hebt u al eerder van cortisol gehoord?'
patiënt (P)	'Neen'
T	'Misschien hebt u wel gehoord van corticosteroïden, die men bij aanhoudende ontstekingen, bijvoorbeeld in spierpezen, toedient als geneesmiddel?'
P	'Juist ja, dat ken ik wel. Mijn vorige partner is er destijds mee behandeld: het had een spectaculair resultaat – de pijn was meteen weg!'
T	'Dat is dezelfde stof als cortisol, een hormoon dat ons lichaam zelf aanmaakt als we stress ervaren. Cortisol zorgt ervoor dat ons lichaam goed kan omgaan met allerlei stressoren. Het onderdrukt de ontstekingsreactie en heeft ook een krachtig pijnstillend effect. Denkt u dat dit systeem goed functioneert bij u?'
P	'Ik weet het niet, maar het kan goed zijn dat het niet meer zo goed werkt, aangezien ik zoveel problemen ervaar met stress, is het niet?'
T	'Inderdaad, onderzoek in binnen- en buitenland leert ons dat dit systeem "uitgeput" is bij veel patiënten met aanhoudende pijnklachten, zoals dat bij u het geval is. Hierdoor maakt het systeem te weinig cortisol aan wanneer er een stressor is. We zullen dus iets moeten doen om dat systeem weer beter te laten functioneren. Hoe denkt u dat we dat het best samen kunnen aanpakken?'
P	'Is er daar geen medicatie voor beschikbaar – het gaat toch om hormonen?'
T	'Dat is een logische redenering, bovendien dezelfde redenering die artsen en wetenschappers jaren geleden getest hebben. Jammer genoeg was het resultaat alleen maar dat deze hormonale stressas meer uitgeput raakte… We zullen dus iets anders moeten vinden'
P	'Ik heb al een tijd geleden relaxatietherapie gehad, maar daar werd ik alleen maar meer zenuwachtig van!'
T	'Dat begrijp ik. Niet iedereen is gebaat bij eenzelfde vorm van stressmanagement. Daarom stel ik voor dat we samen op zoek gaan naar een voor u geschikte en leuke methode om beter met stress om te kunnen gaan, zodat deze stressas op termijn meer cortisol aanmaakt wanneer u dagelijkse stress ervaart. Het idee is dat wanneer u stress ervaart, u als het ware een "tool" uit de kast kunt halen om u beter te laten omgaan met die stress dan nu het geval is. Zo voorkomt u negatieve gevolgen van stress. Wat denkt u daarvan?'

— De pijnpatiënt ziet in dat het deel over stressmanagement bedoeld is om iets extra's aan te bieden, waardoor de patiënt zelf in staat wordt gesteld beter met alledaagse stressoren om te gaan, én waardoor de (uitgeputte) natuurlijke stressmechanismen in zijn lichaam verder ontzien kunnen worden.

De voorgaande zaken betekenen kortweg dat de *ziektepercepties* met betrekking tot het stressresponssysteem moeten worden afgestemd tussen therapeut en pijnpatiënt, voordat er kan worden overgegaan naar de initiatiefase (◘ fig. 5.9).

Initiatiefase

Tijdens de *initiatiefase* zijn er twee belangrijke onderdelen te onderscheiden:
- het experimenteren met en kiezen van een geschikte relaxatietechniek (al ingeleid aan het eind van de therapeutische dialoog, zoals hiervoor weergegeven);
- de identificatie van de stressoren die voor het leven van de pijnpatiënt relevant zijn.

Beide onderdelen kunnen simultaan verlopen. De therapeut kan een relaxatieboekje[4] meegeven aan de patiënt en hem uitnodigen er thuis mee aan de slag te gaan. Dat betekent dat de patiënt het boekje op een rustig moment gaat doorlezen, wanneer er geen storende factoren zoals smartphone/gsm of familieleden aanwezig zijn. Tijdens het doorlezen van het boekje wordt de patiënt automatisch uitgenodigd om de drie relaxatietechnieken die in het boekje beschreven worden (Jacobson-relaxatie, visualisatie en Schultz-relaxatie) uit te proberen. Ook verzoekt de therapeut de patiënt om minimaal één methode uit te kiezen.

Het is van belang dat de patiënt beseft dat het in deze fase nog veel te vroeg is om te trachten de stress met de relaxatietechnieken te lijf te gaan; daarvoor moet hij zich de vaardigheid eerst op een rustig moment eigen maken (*skills trainingsfase*) en is een graduele opbouw richting confrontatie met stressoren (zie verderop) noodzakelijk.

》 Een kind leer je ook niet fietsen op de Brusselse ring, maar wel in een achtertuin, waar er geen verkeer, drukte of stress is, en waar je je kind aan de hand kunt houden om het geleidelijk aan de vaardigheid aan te leren. **《**

Om deze reden verzoekt de therapeut de zelf geselecteerde relaxatietechniek te gaan oefenen op rustige momenten. Spreek duidelijk met elkaar af wat haalbaar is voor de patiënt, bijvoorbeeld vijfmaal per week gedurende twintig minuten oefenen.

Om de stressoren die relevant zijn voor het leven van de pijnpatiënt te identificeren, kan de therapeut de pijnpatiënt informeren wat allemaal tot 'stress' gerekend kan worden en de pijnpatiënt vragen om een stressreactiedagboek bij te houden. In deze fase impliceert het bijhouden van een stressdagboek niet meer dan dat de pijnpatiënt regelmatig, drie keer voordat hij bij de therapeut terugkomt, een lijstje maakt met de stressmomenten van de voorafgaande 24 uur, genoteerd in trefwoorden. De therapeut vraagt de patiënt om dat lijstje de volgende keer mee te brengen, zodat ze het samen kunnen bespreken. In zo'n lijst is er altijd een aantal stressoren aan te wijzen die (tijdelijk) vermeden kunnen worden, zodat er meteen een deel van de stress wegvalt uit het leven van de patiënt.

Na de skills trainingsfase (vaardigheidtraining) is er tot slot de *graduele opbouw naar het confronteren* van de stressoren met de aangeleerde stressmanagementtechnieken. Tijdens deze fase begeleidt de therapeut de pijnpatiënt bij het stapsgewijs doorlopen van de verschillende fasen, tot de pijnpatiënt zelfstandig beter met de

---

4   Bijvoorbeeld de stressbundel in het handboek van Kos D, Nijs J, Meeus M, Salhi B. *Chronische vermoeidheid: een praktische handleiding voor de revalidatie van kanker, MS, fibromyalgie en CVS.* Leuven/Den Haag: Acco uitgeverij; 2013:223–40.

dagelijkse stressoren kan omgaan en de aangeleerde stressmanagementtechnieken kan toepassen, zodat deze dagelijkse stressoren veel minder dan voorheen invloed hebben op de gezondheidstoestand van de pijnpatiënt. De volgende fasen kunnen daarbij deels gecombineerd, deels stapsgewijs opgebouwd worden (op basis van Köke et al. [164]):

- Stap 1: oefen in een rustige omgeving, zittend of liggend en passief (initiatie- en vaardigheidstrainingsfase). Bijvoorbeeld, alleen in de woonkamer in een gemakkelijke stoel, zonder iets anders te doen dan te ontspannen, en zonder dat u gestoord kunt worden door de telefoon, smartphone of gezinsleden.
- Stap 2: oefen in een onrustige omgeving, maar wel nog steeds zittend en passief. Bijvoorbeeld, in een druk café, in de trein/bus/tram/metro of op het werk, maar wel zonder iets anders te doen (dus niet tijdens het typen of tijdens een gesprek).
- Stap 3: oefen in een rustige omgeving, zittend en actief. Bijvoorbeeld, alleen in de woonkamer in de gemakkelijke stoel, tijdens het tv-kijken of terwijl u gesprekken in de woonkamer tussen andere gezinsleden tracht te volgen (aanvankelijk zonder er actief aan te participeren).
- Stap 4: oefen in een onrustige omgeving, al zittend en actief. Bijvoorbeeld, zittend op het werk of in de trein tijdens het werk op de laptop.
- Stap 5: oefen in een rustige omgeving, staand en passief. Bijvoorbeeld, alleen in uw slaapkamer, in de keuken of in de woonkamer rechtop staand oefenen.
- Stap 6: oefen in een onrustige omgeving, staand en passief. Bijvoorbeeld, ontspan terwijl u in de winkel in de (lange) rij voor de kassa staat of terwijl u in een overvolle trein een tijdje moet staan, omdat er niet genoeg plaats is voor iedereen.
- Stap 7: oefen in een rustige omgeving, staand en actief. Bijvoorbeeld, ontspan tijdens het voorbereiden van een maaltijd in de keuken op een moment dat de andere gezinsleden nog niet thuis zijn.
- Stap 8: oefen in een onrustige omgeving, staand en actief. Dat is de laatste stap! Pas de relaxatietechniek bijvoorbeeld toe tijdens het winkelen in een drukke winkelstraat of tijdens een werksituatie waarin er geen tijd is om even afstand te nemen of rust te nemen (te druk!).

De pijnpatiënt kan hierbij ondersteund worden door gebruik te maken van het *stressreactiedagboek*. De therapeut vraagt de patiënt om dit dagboek in de komende dagen in te vullen en telkens terug te blikken op de voorafgaande 24 uur. Het dagboek is niet meer dan één blad papier (A4-formaat), waarop verschillende kolommen worden aangebracht: in de eerste kolom is er plaats voor de patiënt om de drie stress-situaties in het leven van de patiënt in enkele trefwoorden weer te geven (met de instructie: beschrijf situaties waarin de stress zeer intens was, of een situatie waarin u ervoer dat stress de uitvoering van een activiteit beïnvloedde). In de tweede kolom heeft de patiënt ruimte om de gedachten en gevoelens te beschrijven die tijdens de stresssituatie aanwezig waren. Hierbij is het van belang dat de patiënt zowel positieve als negatieve gedachten weergeeft. In de derde kolom beschrijft de patiënt hoe hij gereageerd heeft op de stresssituatie (*Hoe bent u met de stress omgegaan?*). In de laatste kolom wordt de patiënt gestimuleerd zelf oplossingen aan te reiken, doordat de patiënt per stressor een antwoord op de vraag moet geven: *Wat had u, achteraf bekeken, anders kunnen doen? Beschrijf hoe u de stresssituatie beter had kunnen aanpakken*. Tijdens een volgend consult kan de therapeut op basis van de input van het stressreactiedagboek de pijnpatiënt ondersteunen of bijsturen bij het toepassen van de stressbeheersings- of relaxatietechnieken.

Neuro- en biofeedbacktraining met commercieel beschikbare feedbackapparatuur kan in deze fase, maar zeker ook tijdens de eerdere initiatie- en vaardigheidstrainingsfase, een grote hulp zijn om de pijnpatiënt verschillende stressmanagementtechnieken aan te leren. Ademhalingstraining, al dan niet geassisteerd door biofeedback, is ook een veelgebruikte en nuttige techniek om pijnpatiënten te leren omgaan met stress. Ook selectieve positieve aandacht en het stimuleren van 'uplifts' passen in deze rij:

- *selectieve positieve aandacht*: laat de patiënt de momenten noteren dat de vermoeidheid/pijn 'slechts' tussen 0 en 2 was;
- *uplifts stimuleren*: 'uplifts' zijn positief beleefde situaties. Zijn deze voldoende aanwezig in het leven van de patiënt? Of is de patiënt alleen maar met zijn pijn- en vermoeidheidsklachten bezig? Laat de patiënt deze uplifts noteren en stimuleer hem om 'zichzelf elke dag een cadeautje te geven'.

Zowel de selectieve positieve aandacht als de uplifts kan de pijntherapeut inpassen in het stressmanagementprogramma.

Tot slot dient ook de slaapproblematiek hier vermeld te worden. Slaapproblemen vormen een frequente stressor, en omgekeerd verhindert stress (bijv. piekeren in bed) een goede slaap (zowel het vlot inslapen als het diep doorslapen kan bemoeilijkt worden door stress). De eerder besproken 'behandeling' van de slaapproblematiek bij pijnpatiënten kan dus ook onder de noemer 'stressmanagement' geplaatst worden. Wanneer eerder in de behandeling/revalidatie de slaap al aan bod is gekomen, dan is stressmanagement een goed moment om het weer even onder de aandacht van de pijnpatiënt te brengen, al is het maar om de therapietrouw in deze te ondersteunen.

5.4   Een blik op de toekomst: combinatie van top-down en bottom-up behandeling?

Omdat centrale sensitisatie een verzamelnaam is voor verschillende, deels overlappende disfuncties, zoals een overmatig geactiveerde pijnmatrix en de disfunctionele endogene pijnstilling, lijkt het weinig waarschijnlijk dat één enkele behandeling in staat is het volledige proces te keren. Er is tot op heden geen tot weinig onderzoek verricht naar de effecten van combinatiebehandelingen voor centrale sensitisatiepijn. Zo lijkt het voor de clinicus essentieel om inzicht te hebben in de interactie tussen centraal werkende pijnmedicatie en oefentherapie. Veel patiënten met centrale sensitisatiepijn krijgen immers oefentherapeutische interventies in periodes dat ze ook centraal werkende medicatie nemen. Hierover is echter nauwelijks wetenschappelijke informatie voorhanden.

Ook lijkt een gecombineerde bottom-up en top-down aanpak vaak realistisch in de dagelijkse praktijk. Zo kan de behandeling van een patiënt met het schouder inklemmingssyndroom en centrale sensitisatiepijn [13] bestaan uit therapeutische pijneducatie over pijnnneurofysiologie (top-down), gevolgd door myofasciale trigger pointbehandeling (bottom-up) en oefentherapie (zowel top-down als bottom-up).

In een recente studie werden de onmiddellijke effecten beschreven van een gecombineerde top-down en bottom-up behandeling van centrale sensitisatie bij patiënten met chronische lage rugpijn [21]. Dit is relevant, omdat bij chronische lage rugpijn vaak centrale sensitisatie voorkomt [5]. De gecombineerde behandeling bestond uit transcraniële direct current hersenstimulatie5 (top-down) en perifere elektrostimulatie (bottom-up). Op basis van de resultaten van deze gerandomiseerde crossover studie werd geconcludeerd dat deze gecombineerde behandeling beter is dan elk van de behandelcomponenten apart of placebo, en dit gold met betrekking tot de uitkomstmaten corticale reorganisatie en mate van centrale sensitisatie [21]. Het is echter wachten op resultaten van gerandomiseerde klinische studies, voordat tot eventuele implementatie van deze innovatieve behandeling kan worden overgegaan.

5.5 Behandeling van centrale sensitisatiepijn in een evidence-based medicine perspectief

Het pleidooi in deze bijdrage moet uiteraard in een evidence-based medicine perspectief geplaatst worden. Het verdient aanbeveling om bij pijnpatiënten te onderzoeken of centrale sensitisatie al dan niet het klinisch beeld van de patiënt domineert[16] (► H. 3). Indien dat zo is, dan betekent dat niet dat de gangbare best-evidence behandelrichtlijnen niet meer van toepassing zijn, integendeel. In geval van centrale sensitisatiepijn verdient het echter aanbeveling de bestaande best-evidence behandelrichtlijnen aan te passen aan de aanwezige centrale sensitisatie.

Zo is patiënteneducatie typisch een onderdeel van evidence-based behandelrichtlijnen. Bij centrale sensitisatiepijn kan de patiënteneducatie dan een meer pijnneurofysiologische invulling krijgen, zoals hiervoor en in de dialoog tussen therapeut en patiënt is beschreven. Ook oefentherapie is vaak een essentieel onderdeel van evidence-based behandelrichtlijnen, en ook deze verrichting kan aangepast worden aan de huidige inzichten met betrekking tot de oefentherapeutische behandeling van centrale sensitisatiepijn zoals in dit hoofdstuk beschreven. Een dergelijke toepassing van evidence-based behandelrichtlijnen, rekening houdend met de aanwezige centrale sensitisatiepijn, resulteert ook vaak in een gecombineerde top-down en bottom-up behandeling.

---

5 Nieuwe vormen van elektrotherapie maken gebruik van stroomvormen die men op non-invasieve wijze toepast op het brein. De bekendste methoden zijn: repetitieve transcraniële magnetische stimulatie en transcraniële direct current hersenstimulatie. De eerste methode maakt gebruik van een magnetisch veld om hersenactiviteit te moduleren, terwijl de direct current methode gebruikmaakt van een anode en kathode. Beide methoden worden al langer toegepast in de behandeling van depressie, en kennen ook als diagnosticum in de neurologie en neurochirurgie hun waarde. Met betrekking tot pijnbehandeling duiden meta-analyses op kleine kortetermijneffecten, vooral bij de toepassing van repetitieve transcraniële magnetische stimulatie.

5.6 Conclusie

Centrale sensitisatie is vastgesteld bij tal van chronische pijnproblemen, inclusief medische diagnosen die voorheen als zuiver lokale of perifere problemen werden bestempeld (bijv. artrose, tenniselleboog, schouder impingementsyndroom, patellatendinosen). Behandelmogelijkheden voor centrale sensitisatiepijn omvatten bottom-up strategieën om eventueel perifere pijnbronnen te behandelen (zoals myofasciale behandelingen), maar vooral top-down behandelmethoden, waarmee de hypersensitiviteit van het centraal zenuwstelsel direct of indirect wordt behandeld. De wetenschappelijke bewijsvoering voor geïsoleerde behandeleffecten van fysiotherapeutische interventies zoals pijneducatie, (cognitief-gedragsmatige) oefentherapie en ook stressmanagement (i.e. relaxatiemethoden) als 'desensitiserende' therapie groeit gestaag. Actuele inzichten suggereren dat een gecombineerde top-down en bottom-up behandelstrategie aangewezen is, ook al staat de wetenschappelijke evidentie op dat vlak nog in de kinderschoenen. Ook bij een dergelijke gecombineerde behandeling dient de therapeut voornamelijk in te zetten op top-down behandelmethoden.

Literatuur

1. Wall B, Melzack R. Textbook of Pain. 3rd ed. London: Churchill-Livingstone; 1994.
2. Woolf CJ. Central sensitization: implications for the diagnosis and treatment of pain. Pain. 2011;152(3 Suppl):S2–15.
3. Meyer RA, Campbell IT, Raja SN. Peripheral neural mechanisms of nociception. In: Wall PD, Melzack R, editors. Textbook of pain. 3rd ed. Edinburgh: Churchill Livingstone; 1995:13–44.
4. Van Oosterwijck J, Nijs J, Meeus M, Paul L. Evidence for central sensitization in chronic whiplash: a systematic literature review. Eur J Pain. 2013;17(3):299–312.
5. Roussel NA, Nijs J, Meeus M, Mylius V, Fayt C, Oostendorp R. Central sensitization and altered central pain processing in chronic low back pain: fact or myth? Clin J Pain. 2013;29(7):625–38.
6. Lluch Girbes E, Nijs J, Torres-Cueco R, Lopez Cubas C. Pain treatment for patients with osteoarthritis and central sensitization. Phys Ther. 2013;93(6):842–51.
7. Ashina S, Bendtsen L, Ashina M. Pathophysiology of tension-type headache. Curr Pain Headache Rep. 2005;9(6):415–22.
8. Perrotta A, Serrao M, Sandrini G, Burstein R, Sances G, Rossi P, et al. Sensitisation of spinal cord pain processing in medication overuse headache involves supraspinal pain control. Cephalalgia. 2010;30(3):272–84.
9. Price DD, Staud R, Robinson ME, Mauderli AP, Cannon R, Vierck CJ. Enhanced temporal summation of second pain and its central modulation in fibromyalgia patients. Pain. 2002;99(1–2):49–59.
10. Nijs J, Meeus M, Van Oosterwijck J, Ickmans K, Moorkens G, Hans G, De Clerck LS. In the mind or in the brain? Scientific evidence for central sensitisation in chronic fatigue syndrome. Eur J Clin Invest. 2012;42(2):203–12.
11. Meeus M, Vervisch S, De Clerck LS, Moorkens G, Hans G, Nijs J. Central sensitization in patients with rheumatoid arthritis: a systematic literature review. Semin Arthritis Rheum. 2012;41(4):556–67.
12. Wilgen CP van, Konopka KH, Keizer D, Zwerver J, Dekker R. Do patients with chronic patellar tendinopathy have an altered somatosensory profile? – A quantitative sensory testing (QST) study. Scand J Med Sci Sports. 2013;23(2)149–55.
13. Paul TM, Soo Hoo J, Chae J, Wilson RD. Central hypersensitivity in patients with subacromial impingement syndrome. Arch Phys Med Rehabil. 2012;93(12):2206–9.
14. Coombes BK, Bisset L, Vicenzino B. Thermal hyperalgesia distinguishes those with severe pain and disability in unilateral lateral epicondylalgia. Clin J Pain. 2012;28(7):595–601.

15. Fernandez-Carnero J, Fernandez-de-Las-Penas C, Llave-Rincon AI de la, Ge HY, Arendt-Nielsen L. Widespread mechanical pain hypersensitivity as sign of central sensitization in unilateral epicondylalgia: a blinded, controlled study. Clin J Pain. 2009;25(7):555–61.

16. Nijs J, Torres-Cueco R, Wilgen CP van, Lluch Girbés E, Struyf F, Roussel N, et al. Applying modern pain neuroscience in clinical practice: criteria for the classification of central sensitization pain. Pain Physician. 2014;17(5)447–57.

17. Van Oosterwijck J, Meeus M, Paul L, De Schryver M, Pascal A, Lambrecht L, Nijs J. Pain physiology education improves health status and endogenous pain inhibition in fibromyalgia: a double-blind randomized controlled trial. Clin J Pain. 2013;29(10)873–82.

18. Jull G, Sterling M, Kenardy J, Beller E. Does the presence of sensory hypersensitivity influence outcomes of physical rehabilitation for chronic whiplash? – A preliminary RCT. Pain. 2007;129(1–2):28–34.

19. Michaleff ZA, Maher CG, Jull G, Latimer J, Connelly LB, Lin CW, et al. A randomised clinical trial of a comprehensive exercise program for chronic whiplash: trial protocol. BMC Musculoskelet Disord. 2009;10:149.

20. Beckwee D, De Hertogh W, Lievens P, Bautmans I, Vaes P. Effect of tens on pain in relation to central sensitization in patients with osteoarthritis of the knee: study protocol of a randomized controlled trial. Trials. 2012;13:21.

21. Schabrun SM, Jones E, Elgueta Cancino EL, Hodges PW. Targeting chronic recurrent low back pain from the top-down and the bottom-up: a combined transcranial direct current stimulation and peripheral electrical stimulation intervention. Brain Stimul. 2014;7(3)451–9.

22. Bialosky JE, George SZ, Horn ME, Price DD, Staud R, Robinson ME. Spinal manipulative therapy-specific changes in pain sensitivity in individuals with low back pain (NCT01168999). J Pain. 2014;15(2):136–48.

23. Van Oosterwijck J, Nijs J, Meeus M, Paul L. Evidence for central sensitization in chronic whiplash: a systematic literature review. Eur J Pain. 2013;17(3):299–312.

24. Curatolo M, Bogduk N, Ivancic PC, McLean SA, Siegmund GP, Winkelstein BA. The role of tissue damage in whiplash-associated disorders: discussion paper 1. Spine (Phila Pa 1976). 2011;36(25 Suppl):S309–15.

25. Dong L, Quindlen JC, Lipschutz DE, Winkelstein BA. Whiplash-like facet joint loading initiates glutamatergic responses in the DRG and spinal cord associated with behavioral hypersensitivity. Brain Res. 2012;1461:51–63.

26. Bogduk N. On cervical zygapophysial joint pain after whiplash. Spine (Phila Pa 1976). 2011;36(25 Suppl):S194–9.

27. Anderson SE, Boesch C, Zimmermann H, Busato A, Hodler J, Bingisser R, et al. Are there cervical spine findings at MR imaging that are specific to acute symptomatic whiplash injury? A prospective controlled study with four experienced blinded readers. Radiology. 2012;262(2):567–75.

28. Daenen L, Nijs J, Raadsen B, Roussel N, Cras P, Dankaerts W. Cervical motor dysfunction and its predictive value for long-term recovery in patients with acute whiplash-associated disorders: A systematic review. J Rehabil Med. 2013;45(2):113–22.

29. Smith AD, Jull G, Schneider G, Frizzell B, Hooper RA, Sterling M. Cervical radiofrequency neurotomy reduces central hyperexcitability and improves neck movement in individuals with chronic whiplash. Pain Med. 2014;15(1):128–41.

30. Smith AD, Jull G, Schneider G, Frizzell B, Hooper RA, Sterling M. A comparison of physical and psychological features of responders and non-responders to cervical facet blocks in chronic whiplash. BMC Musculoskelet Disord. 2013;14:313.

31. Lluch E, Torres R, Nijs J, Van Oosterwijck J. Evidence for central sensitization in patients with osteoarthritis pain: a systematic literature review. Eur J Pain. 2014;18(10):1367–75.

32. Aranda-Villalobos P, Fernandez-de-Las-Penas C, Navarro-Espigares JL, Hernandez-Torres E, Villalobos M, Arendt-Nielsen L, Arroyo-Morales M. Normalization of widespread pressure pain hypersensitivity after total hip replacement in patients with hip osteoarthritis is associated with clinical and functional improvements. Arthritis Rheum. 2013;65(5):1262–70.

33. Wylde V, Dieppe P, Hewlett S, Learmonth ID. Total knee replacement: is it really an effective procedure for all? Knee. 2007;14(6):417–23.

34. Scott CE, Howie CR, MacDonald D, Biant LC. Predicting dissatisfaction following total knee replacement: a prospective study of 1217 patients. J Bone Joint Surg Br. 2010;92(9):1253–8.

35. Lundblad H, Kreicbergs A, Jansson KA. Prediction of persistent pain after total knee replacement for osteoarthritis. J Bone Joint Surg Br. 2008;90(2):166–71.
36. Skou ST, Graven-Nielsen T, Rasmussen S, Simonsen OH, Laursen MB, Arendt-Nielsen L. Widespread sensitization in patients with chronic pain after revision total knee arthroplasty. Pain. 2013;154(9):1588–94.
37. Nijs J, Van Houdenhove B. From acute musculoskeletal pain to chronic widespread pain and fibromyalgia: Application of pain neurophysiology in manual therapy practice. Man Ther. 2009;14(1):3–12.
38. Shah JP, Gilliams EA. Uncovering the biochemical milieu of myofascial trigger points using in vivo microdialysis: an application of muscle pain concepts to myofascial pain syndrome. J Bodyw Mov Ther. 2008;12(4):371–84.
39. Cagnie B, Dewitte V, Barbe T, Timmermans F, Delrue N, Meeus M. Physiologic effects of dry needling. Curr Pain Headache Rep. 2013;17(8):348.
40. Shah JP, Danoff JV, Desai MJ, Parikh S, Nakamura LY, Phillips TM, Gerber LH. Biochemicals associated with pain and inflammation are elevated in sites near to and remote from active myofascial trigger points. Arch Phys Med Rehabil. 2008;89(1):16–23.
41. Quintner JL, Bove GM, Cohen ML. A critical evaluation of the trigger point phenomenon. Rheumatology (Oxford). 2015;54(3):392–9.
42. Mejuto-Vazquez MJ, Salom-Moreno J, Ortega-Santiago R, Truyols-Dominguez S, Fernandez-de-Las-Penas C. Short-term changes in neck pain, widespread pressure pain sensitivity, and cervical range of motion after the application of trigger point dry needling in patients with acute mechanical neck pain: a randomized clinical trial. J Orthop Sports Phys Ther. 2014;44(4):252–60.
43. Affaitati G, Costantini R, Fabrizio A, Lapenna D, Tafuri E, Giamberardino MA. Effects of treatment of peripheral pain generators in fibromyalgia patients. Eur J Pain. 2011;15(1):61–9.
44. Sterling M, Vicenzino B, Souvlis T, Connelly LB. Dry-needling and exercise for chronic whiplash-associated disorders: a randomized single-blind placebo-controlled trial. Pain. 2015;156(4):635–43.
45. D'Mello R, Dickenson AH. Spinal cord mechanisms of pain. Br J Anaesth. 2008;101(1):8–16.
46. Millan MJ. Descending control of pain. Prog Neurobiol. 2002;66(6):355–474.
47. Machado GC, Maher CG, Ferreira PH, Pinheiro MB, Lin CW, Day RO, et al. Efficacy and safety of paracetamol for spinal pain and osteoarthritis: systematic review and meta-analysis of randomised placebo controlled trials. BMJ. 2015;350:h1225.
48. Cheung CW, Qiu Q, Choi SW, Moore B, Goucke R, Irwin M. Chronic opioid therapy for chronic non-cancer pain: a review and comparison of treatment guidelines. Pain Physician. 2014;17(5):401–14.
49. Bennett GJ. Update on the neurophysiology of pain transmission and modulation: focus on the NMDA-receptor. J Pain Symptom Manage. 2000;19(1 Suppl):S2–6.
50. Manchikanti L, Abdi S, Atluri S, Balog CC, Benyamin RM, Boswell MV, et al. American society of interventional pain physicians (ASIPP) guidelines for responsible opioid prescribing in chronic non-cancer pain: part 2 – guidance. Pain Physician. 2012;15(3 Suppl):S67–116.
51. Manchikanti L, Rivera JJ, Pampati V, Beyer C, Damron K, Barnhill RC. Effectiveness of clinical guidelines in interventional pain management. Pain Physician. 2002;5(2):127–32.
52. Manchikanti L, Brown KR, Singh V. National all schedules prescription electronic reporting act (NASPER): balancing substance abuse and medical necessity. Pain Physician. 2002;5(3):294–319.
53. Argoff C. Mechanisms of pain transmission and pharmacologic management. Curr Med Res Opin. 2011;27(10):2019–31.
54. Gur A, Oktayoglu P. Central nervous system abnormalities in fibromyalgia and chronic fatigue syndrome: new concepts in treatment. Curr Pharm Des. 2008;14(13):1274–94.
55. Eisenberg E, Suzan E. Drug combinations in the treatment of neuropathic pain. Curr Pain Headache Rep. 2014;18(12):463.
56. Dworkin RH, O'Connor AB, Backonja M, Farrar JT, Finnerup NB, Jensen TS, et al. Pharmacologic management of neuropathic pain: evidence-based recommendations. Pain. 2007;132(3):237–51.
57. Pickering G, Esteve V, Loriot MA, Eschalier A, Dubray C. Acetaminophen reinforces descending inhibitory pain pathways. Clin Pharmacol Ther. 2008;84(1):47–51.
58. Mauger AR, Jones AM, Williams CA. Influence of acetaminophen on performance during time trial cycling. J Appl Physiol. 108(1):98–104.

59. Anderson BJ. Paracetamol (acetaminophen): mechanisms of action. Paediatr Anaesth. 2008;18(10):915–21.

60. Basbaum AI, Fields HL. Endogenous pain control systems: brainstem spinal pathways and endorphin circuitry. Annu Rev Neurosci. 1984;7:309–38.

61. Quintero L, Moreno M, Avila C, Arcaya J, Maixner W, Suarez-Roca H. Long-lasting delayed hyperalgesia after subchronic swim stress. Pharmacol Biochem Behav. 2000;67(3):449–58.

62. Le Bars D, Dickenson AH, Rivot JP, Chitour D, Chaouch A, Kraus E, Besson JM. Are bulbo-spinal serotonergic systems involved in the detection of nociceptive messages? (author's transl). J Physiol (Paris). 1981;77(2–3):463–71.

63. Lunn MP, Hughes RA, Wiffen PJ. Duloxetine for treating painful neuropathy, chronic pain or fibromyalgia. Cochrane Database Syst Rev. 2014;1:Cd007115.

64. Chappell AS, Ossanna MJ, Liu-Seifert H, Iyengar S, Skljarevski V, Li LC, et al. Duloxetine, a centrally acting analgesic, in the treatment of patients with osteoarthritis knee pain: a 13-week, randomized, placebo-controlled trial. Pain. 2009;146(3):253–60.

65. Staud R, Robinson ME, Vierck CJ Jr, Price DD. Diffuse noxious inhibitory controls (DNIC) attenuate temporal summation of second pain in normal males but not in normal females or fibromyalgia patients. Pain. 2003;101(1–2):167–74.

66. Przewlocki R. Opioid abuse and brain gene expression. Eur J Pharmacol. 2004;500(1–3):331–49.

67. Suarez-Roca H, Leal L, Silva JA, Pinerua-Shuhaibar L, Quintero L. Reduced GABA neurotransmission underlies hyperalgesia induced by repeated forced swimming stress. Behav Brain Res. 2008;189(1):159–69.

68. Compton P, Kehoe P, Sinha K, Torrington MA, Ling W. Gabapentin improves cold-pressor pain responses in methadone-maintained patients. Drug Alcohol Depend. 2010;109(1–3):213–9.

69. Crofford LJ. Adverse effects of chronic opioid therapy for chronic musculoskeletal pain. Nat Rev Rheumatol. 2010;6(4):191–7.

70. Vanderah TW, Ossipov MH, Lai J, Malan TP Jr, Porreca F. Mechanisms of opioid-induced pain and antinociceptive tolerance: descending facilitation and spinal dynorphin. Pain. 2001;92(1–2):5–9.

71. Nuckols TK, Anderson L, Popescu I, Diamant AL, Doyle B, Di Capua P, Chou R. Opioid prescribing: a systematic review and critical appraisal of guidelines for chronic pain. Ann Intern Med. 2014;160(1):38–47.

72. Goldenberg DL. Pharmacological treatment of fibromyalgia and other chronic musculoskeletal pain. Best Pract Res Clin Rheumatol. 2007;21(3):499–511.

73. Bianchi M, Panerai AE. Anti-hyperalgesic effects of tramadol in the rat. Brain Res. 1998;797(1):163–6.

74. Tzschentke TM, Christoph T, Kogel BY. The mu-opioid receptor agonist/noradrenaline reuptake inhibition (mor-nri) concept in analgesia: the case of tapentadol. CNS Drugs. 2014;28(4):319–29.

75. Portenoy RK. Evolving role of NMDA-receptor antagonists in analgesia. J Pain Symptom Manage. 2000;19(1 Suppl):S1–64.

76. Sang CN. NMDA-receptor antagonists in neuropathic pain: experimental methods to clinical trials. J Pain Symptom Manage. 2000;19(1 Suppl):S21–5.

77. Price DD, Mayer DJ, Mao J, Caruso FS. NMDA-receptor antagonists and opioid receptor interactions as related to analgesia and tolerance. J Pain Symptom Manage. 2000;19(1 Suppl):S7–11.

78. Hardy J, Quinn S, Fazekas B, Plummer J, Eckermann S, Agar M, et al. Randomized, double-blind, placebo-controlled study to assess the efficacy and toxicity of subcutaneous ketamine in the management of cancer pain. J Clin Oncol. 2012;30(29):3611–7.

79. Hardy J, Quinn S, Fazekas B, Eckermann S, Agar MR, Spruyt O, et al. Reply to K. Jackson et al. and W. Leppert. J Clin Oncol. 2013;31(10):1375–6.

80. Hardy JR, Spruyt O, Quinn SJ, Devilee LR, Currow DC. Implementing practice change in chronic cancer pain management – clinician response to a phase III study of ketamine. Intern Med J. 2014;44(6):586–91.

81. Nijs J, Malfliet A, Ickmans K, Baert I, Meeus M. Treatment of central sensitization in patients with 'unexplained' chronic pain: an update. Expert Opin Pharmacother. 2014;15(12):1671–83.

82. Merighi A, Salio C, Ghirri A, Lossi L, Ferrini F, Betelli C, Bardoni R. BDNF as a pain modulator. Prog Neurobiol. 2008;85(3):297–317.

83. Coull JA, Beggs S, Boudreau D, Boivin D, Tsuda M, Inoue K, et al. BDNF from microglia causes the shift in neuronal anion gradient underlying neuropathic pain. Nature. 2005;438(7070):1017–21.

84. Smith PA. BDNF: no gain without pain? Neuroscience. 2014;283:107–23.

85. Nijs J, Meeus M, Versijpt J, Moens M, Bos I, Knaepen K, Meeusen R. Brain-derived neurotrophic factor as a driving force behind neuroplasticity in neuropathic and central sensitization pain: a new therapeutic target? Expert Opin Ther Targets. 2015;19(4):565–76.

86. Jiang Y, Wei N, Zhu J, Lu T, Chen Z, Xu G, Liu X. Effects of brain-derived neurotrophic factor on local inflammation in experimental stroke of rat. Mediators Inflamm. 2010:372–423.

87. Ferrer I, Krupinski J, Goutan E, Marti E, Ambrosio S, Arenas E. Brain-derived neurotrophic factor reduces cortical cell death by ischemia after middle cerebral artery occlusion in the rat. Acta Neuropathol. 2001;101(3):229–38.

88. Geng SJ, Liao FF, Dang WH, Ding X, Liu XD, Cai J, et al. Contribution of the spinal cord BDNF to the development of neuropathic pain by activation of the NR2B-containing NMDA receptors in rats with spinal nerve ligation. Exp Neurol. 2010;222(2):256–66.

89. Zhang Z, Wang X, Wang W, Lu YG, Pan ZZ. Brain-derived neurotrophic factor-mediated downregulation of brainstem K^+-Cl^- cotransporter and cell-type-specific GABA impairment for activation of descending pain facilitation. Mol Pharmacol. 2013;84(4):511–20.

90. Wu J, Renn CL, Faden AI, Dorsey SG. TrkB.T1 contributes to neuropathic pain after spinal cord injury through regulation of cell cycle pathways. J Neurosci. 2013;33(30):12447–63.

91. Mease PJ, Hanna S, Frakes EP, Altman RD. Pain mechanisms in osteoarthritis: understanding the role of central pain and current approaches to its treatment. J Rheumatol. 2011;38(8):1546–51.

92. Arnstein PM. The future of topical analgesics. Postgrad Med. 2013;125(4 Suppl 1):34–41.

93. Catterall WA. Molecular mechanisms of gating and drug block of sodium channels. Novartis Found Symp. 2002;241:206–18 (discussion 218–32).

94. Kleinstauber M, Witthoft M, Steffanowski A, Marwijk H van, Hiller W, Lambert MJ. Pharmacological interventions for somatoform disorders in adults. Cochrane Database Syst Rev. 2014;11:Cd010628.

95. Moore RA, Derry S, Aldington D, Cole P, Wiffen PJ. Amitriptyline for fibromyalgia in adults. Cochrane Database Syst Rev. 2015;7:Cd011824.

96. Moore RA, Derry S, Aldington D, Cole P, Wiffen PJ. Amitriptyline for neuropathic pain in adults. Cochrane Database Syst Rev. 2015;7:Cd008242.

97. Gaskell H, Moore RA, Derry S, Stannard C. Oxycodone for neuropathic pain and fibromyalgia in adults. Cochrane Database Syst Rev. 2014;6:Cd010692.

98. Moore RA, Wiffen PJ, Derry S, Toelle T, Rice AS. Gabapentin for chronic neuropathic pain and fibromyalgia in adults. Cochrane Database Syst Rev. 2014;4:Cd007938.

99. Walitt B, Urrutia G, Nishishinya MB, Cantrell SE, Hauser W. Selective serotonin reuptake inhibitors for fibromyalgia syndrome. Cochrane Database Syst Rev. 2015;6:Cd011735.

100. Banzi R, Cusi C, Randazzo C, Sterzi R, Tedesco D, Moja L. Selective serotonin reuptake inhibitors (SSRIs) and serotonin-norepinephrine reuptake inhibitors (SNRIs) for the prevention of tension-type headache in adults. Cochrane Database Syst Rev. 2015;5:Cd011681.

101. Louw A, Diener I, Butler DS, Puentedura EJ. The effect of neuroscience education on pain, disability, anxiety, and stress in chronic musculoskeletal pain. Arch Phys Med Rehabil. 2011;92(12):2041–56.

102. Louw A, Diener I, Landers MR, Puentedura EJ. Preoperative pain neuroscience education for lumbar radiculopathy: a multicenter randomized controlled trial with 1-year follow-up. Spine (Phila Pa 1976). 2014;39(18):1449–57.

103. Moseley GL. Combined physiotherapy and education is efficacious for chronic low back pain. Aust J Physiother. 2002;48(4):297–302.

104. Moseley GL. Evidence for a direct relationship between cognitive and physical change during an education intervention in people with chronic low back pain. Eur J Pain. 2004;8(1):39–45.

105. Moseley GL. Widespread brain activity during an abdominal task markedly reduced after pain physiology education: fMRI evaluation of a single patient with chronic low back pain. Aust J Physiother. 2005;51(1):49–52.

106. Moseley GL, Nicholas MK, Hodges PW. A randomized controlled trial of intensive neurophysiology education in chronic low back pain. Clin J Pain. 2004;20(5):324–30.

107. Van Oosterwijck J, Nijs J, Meeus M, Truijen S, Craps J, Van den Keybus N, Paul L. Pain neurophysiology education improves cognitions, pain thresholds, and movement performance in people with chronic whiplash: a pilot study. J Rehabil Res Dev. 2011;48(1):43–58.

108. Meeus M, Nijs J, Van Oosterwijck J, Van Alsenoy V, Truijen S. Pain physiology education improves pain beliefs in patients with chronic fatigue syndrome compared with pacing and self-management education: a double-blind randomized controlled trial. Arch Phys Med Rehabil. 2010;91(8):1153–9.

109. Butler DS MG, Van Buchem B, Langerhorst M. Begrijp de pijn: Noigroup Publications; 2003. pag. 123.

110. Wilgen CP van, Nijs J. Pijneducatie: een praktische handleiding voor (para)medici. Houten: Bohn Stafleu van Loghum; 2010.

111. Nijs J, Paul van Wilgen C, Van Oosterwijck J, Ittersum M van, Meeus M. How to explain central sensitization to patients with 'unexplained' chronic musculoskeletal pain: practice guidelines. Man Ther. 2011;16(5):413–8.

112. Van Oosterwijck J, Meeus M, Paul L, De Schryver M, Pascal A, Lambrecht L, Nijs J. Pain physiology education improves health status and endogenous pain inhibition in fibromyalgia: a double-blind randomized controlled trial. Clin J Pain. 2013;29(10):873–82.

113. Zusman M. Forebrain-mediated sensitization of central pain pathways: 'non-specific' pain and a new image for MT. Man Ther. 2002;7(2):80–8.

114. Burgmer M, Petzke F, Giesecke T, Gaubitz M, Heuft G, Pfleiderer B. Cerebral activation and catastrophizing during pain anticipation in patients with fibromyalgia. Psychosom Med. 2011;73(9):751–9.

115. Gracely RH, Geisser ME, Giesecke T, Grant MA, Petzke F, Williams DA, Clauw DJ. Pain catastrophizing and neural responses to pain among persons with fibromyalgia. Brain. 2004;127(Pt 4):835–43.

116. Sjors A, Larsson B, Persson AL, Gerdle B. An increased response to experimental muscle pain is related to psychological status in women with chronic non-traumatic neck-shoulder pain. BMC Musculoskelet Disord. 2011;12:230.

117. Ittersum MW van, Wilgen CP van, Schans CP van der, Lambrecht L, Groothoff JW, Nijs J. Written pain neuroscience education in fibromyalgia: a multicenter randomized controlled trial. Pain Pract. 2014;14(8):689–700.

118. Siemonsma PC, Schroder CD, Dekker JH, Lettinga AT. The benefits of theory for clinical practice: cognitive treatment for chronic low back pain patients as an illustrative example. Disabil Rehabil. 2008;30(17):1309–17.

119. Siemonsma PC, Schroder CD, Roorda LD, Lettinga AT. Benefits of treatment theory in the design of explanatory trials: cognitive treatment of illness perception in chronic low back pain rehabilitation as an illustrative example. J Rehabil Med. 2010;42(2):111–6.

120. Siemonsma PC, Stuive I, Roorda LD, Vollebregt JA, Walker MF, Lankhorst GJ, Lettinga AT. Cognitive treatment of illness perceptions in patients with chronic low back pain: a randomized controlled trial. Phys Ther. 2013;93(4):435–48.

121. Moseley GL. A pain neuromatrix approach to patients with chronic pain. Man Ther. 2003;8(3):130–40.

122. Sankaran S. Impact of learning strategies and motivation on performance: A study in web-based instruction. J Instr Psychol. 2001;28(3):191–8.

123. Prochaska JO, DiClemente CC. Self change processes, self efficacy and decisional balance across five stages of smoking cessation. Prog Clin Biol Res. 1984;156:131–40.

124. Moseley L. Unraveling the barriers to reconceptualization of the problem in chronic pain: the actual and perceived ability of patients and health professionals to understand the neurophysiology. J Pain. 2003;4(4):184–9.

125. Vlaeyen JW, Crombez G. Fear of movement/(re)injury, avoidance and pain disability in chronic low back pain patients. Man Ther. 1999;4(4):187–95.

126. Huijnen IP, Verbunt JA, Peters ML, Smeets RJ, Kindermans HP, Roelofs J, et al. Differences in activity-related behaviour among patients with chronic low back pain. Eur J Pain. 2011;15(7):748–55.

127. Goudsmit EM, Nijs J, Jason LA, Wallman KE. Pacing as a strategy to improve energy management in myalgic encephalomyelitis/chronic fatigue syndrome: a consensus document. Disabil Rehabil. 2012;34(13):1140–7.

128. Murphy SL, Kratz AL. Activity pacing in daily life: a within-day analysis. Pain. 2014;155(12):2630–7.

129. Tulder M van, Malmivaara A, Esmail R, Koes B. Exercise therapy for low back pain: a systematic review within the framework of the cochrane collaboration back review group. Spine (Phila Pa 1976). 2000;25(21):2784–96.

130. Wang XQ, Zheng JJ, Yu ZW, Bi X, Lou SJ, Liu J, et al. A meta-analysis of core stability exercise versus general exercise for chronic low back pain. PLoS One. 2012;7(12):e52082.

131. McNair PJ, Simmonds MA, Boocock MG, Larmer PJ. Exercise therapy for the management of osteoarthritis of the hip joint: a systematic review. Arthritis Res Ther. 2009;11(3):R98.

132. Nijs J, Kosek E, Van Oosterwijck J, Meeus M. Dysfunctional endogenous analgesia during exercise in patients with chronic pain: to exercise or not to exercise? Pain Physician. 2012;15(3 Suppl):ES205–13.

133. Nijs J, Ickmans K. Chronic whiplash-associated disorders: to exercise or not? Lancet. 2014;384(9938):109–11.

134. Köke A, Wilgen CP van, Engers A, Geilen M. Graded activity: een gedragsmatige behandelmethode voor paramedici. Houten: Bohn Stafleu van Loghum; 2013. pag. 188.

135. Zusman M. Associative memory for movement-evoked chronic back pain and its extinction with musculoskeletal physiotherapy. Phys Ther Rev. 2008;13(1):57–68.

136. Zusman M. Mechanisms of musculoskeletal physiotherapy. Phys Ther Rev. 2004;9:39–49.

137. Nijs J, Lluch Girbes E, Lundberg M, Malfliet A, Sterling M. Exercise therapy for chronic musculoskeletal pain: Innovation by altering pain memories. Man Ther. 2015;20(1):216–20.

138. Nijs J, Meeus M, Cagnie B, Roussel NA, Dolphens M, Van Oosterwijck J, Danneels L. A modern neuroscience approach to chronic spinal pain: combining pain neuroscience education with cognition-targeted motor control training. Phys Ther. 2014;94(5):730–8.

139. Nijs J, Kosek E, Vanoosterwijck J, Meeus M. Dysfunctional endogenous analgesia during exercise in patients with chronic pain: to exercise or not to exercise? Pain Physician. 2012;15(3 Suppl):ES205–13.

140. Hoffman MD, Shepanski MA, Mackenzie SP, Clifford PS. Experimentally induced pain perception is acutely reduced by aerobic exercise in people with chronic low back pain. J Rehabil Res Dev. 2005;42(2):183–90.

141. Meeus M, Roussel NA, Truijen S, Nijs J. Reduced pressure pain thresholds in response to exercise in chronic fatigue syndrome but not in chronic low back pain: an experimental study. J Rehabil Med. 42(9):884–90.

142. Lannersten L, Kosek E. Dysfunction of endogenous pain inhibition during exercise with painful muscles in patients with shoulder myalgia and fibromyalgia. Pain. 2010;151(1):77–86.

143. Meeus M, Hermans L, Ickmans K, Struyf F, Van Cauwenbergh D, Bronckaerts L, et al. Endogenous pain modulation in response to exercise in patients with rheumatoid arthritis, patients with chronic fatigue syndrome and comorbid fibromyalgia, and healthy controls: a double-blind randomized controlled trial. Pain Pract. 2015;15(2):98–106.

144. Van Oosterwijck J, Nijs J, Meeus M, Van Loo M, Paul L. Lack of endogenous pain inhibition during exercise in people with chronic whiplash associated disorders: an experimental study. J Pain. 2012;13(3):242–54.

145. Van Oosterwijck J, Nijs J, Meeus M, Lefever I, Huybrechts L, Lambrecht L, Paul L. Pain inhibition and postexertional malaise in myalgic encephalomyelitis/chronic fatigue syndrome: an experimental study. J Intern Med. 2010;268(3):265–78.

146. Henriksen M, Klokker L, Graven-Nielsen T, Bartholdy C, Schjodt Jorgensen T, Bandak E, et al. Association of exercise therapy and reduction of pain sensitivity in patients with knee osteoarthritis: a randomized controlled trial. Arthritis Care Res (Hoboken). 2014;66(12):1836–43.

147. Andersen LL, Andersen CH, Sundstrup E, Jakobsen MD, Mortensen OS, Zebis MK. Central adaptation of pain perception in response to rehabilitation of musculoskeletal pain: randomized controlled trial. Pain Physician. 2012;15(5):385–94.

148. Vase L, Nikolajsen L, Christensen B, Egsgaard LL, Arendt-Nielsen L, Svensson P, Staehelin Jensen T. Cognitive-emotional sensitization contributes to wind-up-like pain in phantom limb pain patients. Pain. 2011;152(1):157–62.

149. Tesarz J, Gerhardt A, Leisner S, Janke S, Treede RD, Eich W. Distinct quantitative sensory testing profiles in nonspecific chronic back pain subjects with and without psychological trauma. Pain. 2015;156(4):577–86.

150. Ang DC, Chakr R, Mazzuca S, France CR, Steiner J, Stump T. Cognitive-behavioral therapy attenuates nociceptive responding in patients with fibromyalgia: a pilot study. Arthritis Care Res (Hoboken). 2010;62(5):618–23.

151. Lange FP de, Koers A, Kalkman JS, Bleijenberg G, Hagoort P, Meer JW van der, Toni I. Increase in prefrontal cortical volume following cognitive behavioural therapy in patients with chronic fatigue syndrome. Brain. 2008;131(Pt 8):2172–80.

152. Salomons TV, Moayedi M, Erpelding N, Davis KD. A brief cognitive-behavioural intervention for pain reduces secondary hyperalgesia. Pain. 2014;155(8):1446–52.

153. Sutton BC, Opp MR. Sleep fragmentation exacerbates mechanical hypersensitivity and alters subsequent sleep-wake behavior in a mouse model of musculoskeletal sensitization. Sleep. 2014;37(3):515–24.

154. Nijs J, Lluch Girbes E, Lundberg M, Malfliet A, Sterling M. Addressing sleep problems and cognitive dysfunctions in comprehensive rehabilitation for chronic musculoskeletal pain. Man Ther. 2015;20(1):e3–4.

155. Campbell CM, Buenaver LF, Finan P, Bounds SC, Redding M, McCauley L, et al. Sleep, pain catastrophizing and central sensitization in knee osteoarthritis patients with and without insomnia. Arthritis Care Res (Hoboken). 2015;67(10):1387–96.

156. Tommaso M de, Delussi M, Vecchio E, Sciruicchio V, Invitto S, Livrea P. Sleep features and central sensitization symptoms in primary headache patients. J Headache Pain. 2014;15:64.

157. Schuh-Hofer S, Wodarski R, Pfau DB, Caspani O, Magerl W, Kennedy JD, Treede RD. One night of total sleep deprivation promotes a state of generalized hyperalgesia: a surrogate pain model to study the relationship of insomnia and pain. Pain. 2013;154(9):1613–21.

158. Mundal I, Grawe RW, Bjorngaard JH, Linaker OM, Fors EA. Psychosocial factors and risk of chronic widespread pain: an 11-year follow-up study – the HUNT study. Pain. 2014;155(8):1555–61.

159. Holth HS, Werpen HK, Zwart JA, Hagen K. Physical inactivity is associated with chronic musculoskeletal complaints 11 years later: results from the Nord-Trondelag Health Study. BMC Musculoskelet Disord. 2008;9:159.

160. Johnson RE, Jones GT, Wiles NJ, Chaddock C, Potter RG, Roberts C, et al. Active exercise, education, and cognitive behavioral therapy for persistent disabling low back pain: a randomized controlled trial. Spine (Phila Pa 1976). 2007;32(15):1578–85.

161. Brunner E, De Herdt A, Minguet P, Baldew SS, Probst M. Can cognitive behavioural therapy based strategies be integrated into physiotherapy for the prevention of chronic low back pain? A systematic review. Disabil Rehabil. 2013;35(1):1–10.

162. Alda M, Luciano-Devis JV, Andres E, Serrano-Blanco A, Rodero B, Lopez-Del-Hoyo Y, et al. Effectiveness of cognitive behaviour therapy for the treatment of catastrophisation in patients with fibromyalgia: a randomised controlled trial. Arthritis Res Ther. 2011;13(5):R173.

163. Knoop H, Stulemeijer M, Prins JB, Meer JW van der, Bleijenberg G. Is cognitive behaviour therapy for chronic fatigue syndrome also effective for pain symptoms? Behav Res Ther. 2007;45(9):2034–43.

164. Köke AJA, Huynen JMG, Kerckhoffs-Hanssen MR, Konings GMLG, Waltjé EMH, Weber WEJ. Multimodaal reconditionerings programma voor patiënten met chronische pijn. Een praktische handleiding. Nederland: Pijn Kennis Centrum academisch ziekenhuis Maastricht; 1999.

Bijlagen

Toetsvragen

J. Nijs, *Centrale sensitisatiepijn in de klinische praktijk*,
DOI 10.1007/978-90-368-0925-2, © 2016 Bohn Stafleu van Loghum, onderdeel van Springer Media BV

- 1 **Welke van de volgende beweringen is/zijn correct?**
  a) Het pijngeheugen is het resultaat van hersenactiviteit in het 'circuit' gevormd door de amygdala, somatosensorische cortex en hippocampus.
  b) Het pijngeheugen is het resultaat van hersenactiviteit in het 'circuit' gevormd door de amygdala, prefrontale cortex en hippocampus.
  c) Het pijngeheugen is het resultaat van hersenactiviteit in het 'circuit' gevormd door de amygdala, het cerebellum en de hippocampus.
  d) Met het pijngeheugen is het mogelijk pijn te ervaren, zonder dat er sprake is van actuele weefselschade of nociceptie.

- 2 **Welke van de volgende beweringen is/zijn correct?**
  a) De vanuit het brein georkestreerde endogene pijnstilling wordt aangestuurd door de dorsolaterale prefrontale cortex, thalamus en het periaqueductale grijs.
  b) De vanuit het brein georkestreerde endogene pijnstilling wordt aangestuurd door het cerebellum, de thalamus en het periaqueductale grijs.
  c) De vanuit het brein georkestreerde endogene pijnstilling wordt niet geactiveerd tijdens lichamelijke inspanning bij patiënten met fibromyalgie, het chronischevermoeidheidssyndroom, chronische pijn na whiplash en een minderheid van patiënten met chronische lage rugpijn.
  d) De vanuit het brein georkestreerde endogene pijnstilling wordt aangestuurd door de dorsolaterale prefrontale cortex, de somatosensorische cortex en het periaqueductale grijs.

- 3 **De hersenactiviteit tijdens het ervaren van 'pijn' door sociale exclusie (te vergelijken met een afwijzing in de liefde of het verlies van een dierbare) is:**
  a) identiek aan de hersenactiviteit zoals men die vaststelde bij acute, nociceptieve pijn.
  b) totaal verschillend van de hersengebieden van de pijnneuromatrix.
  c) deels overlappend met hersengebieden van de pijnneuromatrix.

- 4 **Welke van de volgende beweringen is/zijn correct?**
  a) Bij centrale sensitisatiepijn staan maladaptieve pijncognities altijd op de voorgrond.
  b) Bij centrale sensitisatiepijn staan maladaptieve pijncognities vaak mede op de voorgrond, maar evengoed kunnen ze voorkomen bij andere pijntypen zoals neuropathische of nociceptieve pijn.
  c) Centrale sensitisatiepijn is synoniem met het voorkomen van maladaptieve pijncognities en andere psychosociale factoren.
  d) Centrale sensitisatiepijn is primair een centraal neurologische disfunctie, en maladaptieve pijncognities kunnen daarbij een onderhoudende rol spelen.

- 5 **Een cognitief-gedragsmatige behandeling voor chronische pijn bestaat uit de volgende behandelmodules:**
  a) psycho-educatie over pijn, activiteitenmanagement, elektrotherapie, stressmanagement, slaaphygiëne, activiteitenopbouw en assertiviteitstraining
  b) psycho-educatie over pijn, activiteitenmanagement, stressmanagement, slaaphygiëne, activiteitenopbouw en assertiviteitstraining

c) psycho-educatie over pijn, transcraniële hersenstimulatie, activiteitenmanagement, elektrotherapie, stressmanagement, slaaphygiëne en activiteitenopbouw

d) pijneducatie over pijnneurofysiologie, activiteitenmanagement, stressmanagement, slaaphygiëne, activiteitenopbouw en assertiviteitstraining

■ **6 Welke van de volgende beweringen over oefentherapie voor centrale sensitisatiepijn is/zijn juist?**

a) Omdat centrale sensitisatiepijn betekent dat de ervaren pijn niet representatief is voor de aanwezige weefselschade, mogen we centrale sensitisatie pijnpatiënten zonder meer trainen.

b) Alle chronische pijnpatiënten hebben een disfunctionele pijnstilling tijdens lichamelijke inspanning.

c) Als therapeut kun je starten met oefentherapie zonder voorafgaande pijneducatie.

d) Als therapeut is het aangewezen om bij de behandeling van centrale sensitisatiepijn de oefentherapie te laten voorafgaan door pijneducatie.

■ **7 Voor de behandeling van centrale sensitisatiepijn:**

a) richten we ons uitsluitend en alleen op het brein.

b) trachten we voornamelijk de perifere pijnbronnen weg te werken.

c) richten we ons voornamelijk op de reductie van de hypersensiviteit in het centraal zenuwstelsel, en dienen 'bottom-up' behandelingen daarbinnen gekaderd te worden.

■ **8 Centrale sensitisatiepijn kan voorkomen bij patiënten met:**

a) artrose, lage rugpijn, schouderpijn, nekpijn, fibromyalgie en diabetes.

b) artrose, lage rugpijn, nekpijn, schouderpijn, fibromyalgie en tenniselleboog.

c) artrose, lage rugpijn, schouderpijn, whiplash, fibromyalgie en bij pijn ten gevolg een beschadiging van de n. medianus.

■ **9 Welke van de volgende beweringen is/zijn correct?**

a) Niet voor alle patiënten met artrose is een gewrichtsprothese de oplossing. Door een prothese wordt de perifere pijnbron weliswaar grotendeels vervangen, maar een minderheid van de patiënten reageert daar slecht op, waardoor zelfs een revisie van de prothese geen soelaas biedt. Dit zijn typisch artrosepatiënten met centrale sensitisatie.

b) Een gewrichtsprothese is dé oplossing voor artrosepijn, want daardoor wordt de perifere pijnbron grotendeels vervangen.

c) Een gewrichtsprothese is dé oplossing voor artrosepijn, want daardoor wordt de perifere pijnbron grotendeels vervangen. Een minderheid van de patiënten reageert daar slecht op met meer of evenveel pijn na de operatie, maar dat is het gevolg van een biomechanisch slecht uitgevoerde operatie.

■ **10 Welke van de volgende opties is/zijn correct?**

a) De oorsprong van pijn bij artrose zit voornamelijk in de periarticulaire weefsels, subchondraal bot, intraosseuze druk, synoviale inflammatie en beenmergbeschadiging.

b) De oorsprong van pijn bij artrose ligt voornamelijk bij de inflammatoire mediatoren (NO, TNF-α) en groeifactoren (VEGF, PDGF), die de perifere nociceptoren sensitiseren.
c) De oorsprong van pijn bij artrose zit voornamelijk in het brein en het overprikkeld centraal zenuwstelsel.
d) Het verschilt per patiënt, maar actuele inzichten leren ons dat het brein hoe dan ook allesbepalend is voor artrosepijn. Bij sommige artrosepatiënten is er ook een overprikkeld centraal zenuwstelsel.

- **11 Uit het onderzoek naar de werkzaamheid van pijnmedicatie voor artrose kunnen we veel leren over de aard van artrosepijn. Welke pijnmedicamenten zijn effectief voor artrosepijn (meerdere antwoorden zijn juist)?**
  a) NSAID's (niet-steroïdale anti-inflammatoire geneesmiddelen)
  b) amitriptyline (tricyclische antidepressiva)
  c) serotonine-noradrenalineheropnameremmer (SNRI; bijv. duloxetine)
  d) gabapentine (anti-epilepticum waarvan de werking op de dempende neurotransmitter gamma-aminoboterzuur gericht is, gebruikt in de behandeling van neuropathische pijn)

- **12 Centrale sensitisatie is in allerlei wetenschappelijke studies aangetoond bij patiënten met verschillende vormen van artrose. Geef aan op welk(e) niveau(s) in het centraal zenuwstelsel dit allemaal is vastgesteld:**
  a) de perifere nociceptoren en het brein.
  b) de perifere nociceptoren, de ruggenmergneuronen en het brein
  c) de ruggenmergneuronen en het brein.

- **13 Een clinicus onderzoekt een nieuwe patiënt met heupartrose. Wie van de volgende drie patiënten heeft typisch een centraal sensitisatiebeeld?**
  a) Marieke heeft zeer goed begrensde lokale pijn in de knieën, maar kan deze onder controle houden door veel te bewegen. Ze wil graag een oefenprogramma om haar gewrichten soepel te houden. Score op de Central Sensitization Inventory (CSI) = 23/100.
  b) Jos heeft vage pijn in beide heupen, en toch zegt de dokter dat er maar aan één heup 'slijtage' zichtbaar is. Hij is ook erg prikkelbaar de laatste tijd, en fysieke activiteit maakt de pijn onmiddellijk erna erger. Score op de CSI = 66/100.
  c) Sabine heeft vage pijn in en rond het linker heupgewricht, maar nergens anders in het lichaam. Afhankelijk van wat ze doet is fysieke activiteit gunstig voor haar, al is het soms allemaal wat te veel. Ze blijft maar doorgaan. Ze heeft geen andere klachten. Score op de CSI = 30/100.

- **14 Cognitief-emotionele sensitisatie (meerdere antwoorden zijn juist):**
  a) duidt op de rol van cognitief-emotionele factoren bij het onderhouden of verergeren van centrale sensitisatie.
  b) duidt op het feit dat cognitief-emotionele factoren alleen maar voorkomen bij centrale sensitisatiepijn.
  c) is een belangrijk aangrijpingspunt voor de revalidatie.

15 Hoe behandelt de clinicus het brein van whiplashpatiënten (meerdere antwoorden zijn juist)?

a) Door te investeren in verschillende sessies pijneducatie, gevolgd door graded activity en stressmanagement.

b) Door alleen met educatie over pijnfysiologie aan de slag te gaan.

c) Door de patiënt een educatiebundel of boekje met uitleg over pijnneurowetenschappen mee te geven en de patiënt te motiveren dit te lezen.

16 De voorbereiding op educatie over pijnneurofysiologie voor pijnpatiënten bestaat minimaal uit:

a) differentiaaldiagnostiek van de verschillende pijntypen.

b) bevraging van de percepties van de patiënt met betrekking tot pijn.

c) b) kan vervangen worden door afname van de Pain Catastrophizing Scale en ook de Pain Vigilance and Awareness Scale, maar dit moet dan gecombineerd worden met a).

d) a) + b) + afname van de Pain Catastrophizing Scale en ook de Pain Vigilance and Awareness Scale.

17 Welke van de volgende beweringen is/zijn juist over slaap en centrale sensitisatie?

a) Slecht slapen sensitiseert.

b) Door centrale sensitisatie gaan pijnpatiënten slecht slapen.

c) Alleen focussen op de behandeling van pijn volstaat om op termijn ook het slaapprobleem van pijnpatiënten uit de weg te ruimen.

d) Het verdient aanbeveling om bij pijnpatiënten gedegen met de slaapproblematiek aan de slag te gaan, ook op het vlak van behandeling (onder meer door middel van het aanleren van slaaphygiëne).

e) Dat pijnpatiënten slecht slapen is een gevolg van de verkeerde pijnmedicatie of van piekeren over pijn.

18 Top-down behandeling van centrale sensitisatiepijn. Wanneer centrale sensitisatie het klachtenbeeld van pijnpatiënten domineert, dan:

a) volstaat het om één interventie, bijvoorbeeld centraal inwerkende medicatie, toe te voegen aan de perifeer werkende behandeling.

b) is het meestal aangewezen om de volledige behandeling te richten op de top-down aanpak.

c) is een revalidatie bestaande uit pijneducatie + slaaphygiëne + stressmanagement + oefentherapie vaak aangewezen.

d) is er geen hoop voor de patiënt om beter te worden en moet de patiënt leren leven met de pijn. Het is tenslotte geen levensbedreigend gezondheidsprobleem.

19 Welke van de volgende beweringen is/zijn juist over blindheid en sensitisatie?

a) Mensen die vanaf hun geboorte blind zijn hebben een verlaagde gevoeligheid voor pijn, waarschijnlijk omdat ze geen gevaar kunnen zien en zich er dus minder van bewust zijn.

b) Mensen die vanaf hun geboorte blind zijn hebben een verhoogde gevoeligheid voor pijn, waarschijnlijk omdat hun zenuwstelsel compenseert voor het gebrek aan gevaardetectie van de visus.

c) Of iemand kan zien of niet doet niet ter zake met betrekking tot de gevoeligheid van het zenuwstelsel.

■ **20 Wanneer de pijn toeneemt bij patiënten door 6 minuten te wandelen, kan de therapeut dit het best als volgt aan de patiënt uitleggen:**

a) Als u wat regelmatiger zou bewegen, dan had u daar nu niet zoveel last van.

b) Dit is een perfect veilige activiteit voor u en voor uw gewrichten. En toch ervaart u meer pijn. Toch is er door het wandelen helemaal geen extra slijtage gekomen in uw gewrichten, integendeel. Weer een bewijs dat pijn niet langer een betrouwbaar signaal voor u is.

c) Tja, wat moeten we ermee. Zal ik aan uw huisarts of specialist vragen uw medicatie te verhogen?

Antwoorden op de toetsvragen

1   De juiste antwoorden zijn: *b en d.*

2   De juiste antwoorden zijn: *a en c.*

3   Het juist antwoord is: *c.*

4   De juiste antwoorden zijn: *b en d.*

5   Het juiste antwoord is: *b.*

6   Het juiste antwoord is: *d.*

7   Het juiste antwoord is: *c.*

8   Het juiste antwoord is: *b*, want bij a) zijn alle antwoorden met uitzondering van diabetes correct, want diabetes resulteert in neuropathische pijn. Zo ook in c) resulteert beschadiging van de n. medianus in neuropathische pijn.

9   Het juiste antwoord is: *a.*

10 Het juist antwoord is: *d*, omdat er weinig bewijs is voor verbanden tussen artrosepijn en beschadiging in periarticulaire weefsels, subchondraal bot, intraosseuze druk, synoviale inflammatie of beenmergbeschadiging.

11 *Alle antwoorden zijn correct*; antwoordoptie a) alleen in het beginstadium van artrose; antwoordmogelijkheden b), c) en d) voor latere stadia. Dit illustreert dat artrosepijn na het beginstadium via het brein en het centraal zenuwstelsel behandeld moet worden en niet via de gewrichten.

12 Het juiste antwoord is: *b.*

13 Het juist antwoord is: *b.* Jos heeft typische kenmerken van centrale sensitisatiepijn, de andere twee helemaal niet.

14 De juiste antwoorden zijn: *a en c.* Antwoord b) is fout, omdat deze factoren ook voorkomen bij nociceptieve en neuropathische pijn.

15 De juste antwoorden zijn: *a en b*, maar de aanpak in antwoord a) heeft de voorkeur. Antwoord c) is fout omdat alleen de bundel of het boekje niet werkzaam is. Pijneducatie werkt alleen wanneer de therapeut zelf de uitleg geeft, gevolgd door het nalezen van de uitleg door de patiënt in een educatiebundel of boekje.

16 Het juist antwoord is: *d*.
17 De juiste antwoorden zijn: *a, b en d*. Antwoord c) is fout. Antwoord e) kan van toepassing zijn.
18 De juiste antwoorden zijn: *b en c*.
19 Het juiste antwoord is: *b*.
20 Het juiste antwoord is: *b*.

CPSIA information can be obtained
at www.ICGtesting.com
Printed in the USA
LVHW062313250521
688534LV00010B/553

9 789036 809245